PBLDで学ぶ
周術期管理
各科手術編

編集 森本 康裕・駒澤 伸泰
宇部興産中央病院　　大阪医科大学

克誠堂出版

執筆者一覧

編　集　　森本　康裕（宇部興産中央病院麻酔科）
　　　　　駒澤　伸泰（大阪医科大学麻酔科学教室
　　　　　　　　　　　／同附属病院医療技能シミュレーション室）

執筆者　　羽場　政法（国保日高総合病院麻酔科）
　　　　　植木　隆介（兵庫医科大学麻酔科学・疼痛制御科学講座）
　　　　　佐野　博昭（大阪医科大学麻酔科学教室）
　　　　　駒澤　伸泰（大阪医科大学麻酔科学教室
　　　　　　　　　　　／同附属病院医療技能シミュレーション室）
　　　　　南　　敏明（大阪医科大学麻酔科学教室）
　　　　　荒井　恭子（宇部興産中央病院麻酔科）
　　　　　森本　康裕（宇部興産中央病院麻酔科）
　　　　　宮崎　　有（大阪医科大学麻酔科学教室）
　　　　　小西　優輝（大阪医科大学麻酔科学教室）
　　　　　伊藤明日香（久留米大学医学部麻酔学教室）
　　　　　木村　斉弘（東京慈恵会医科大学麻酔科学講座）
　　　　　野中　輝美（昭和大学医学部麻酔科学講座）
　　　　　上嶋　浩順（昭和大学医学部麻酔科学講座）
　　　　　石尾　純一（大阪医科大学麻酔科学教室）
　　　　　中川　元文（母子愛育会愛育病院麻酔科）
　　　　　上野　健史（大阪医科大学麻酔科学教室）
　　　　　藤原　　淳（大阪医科大学麻酔科学教室）
　　　　　趙　　崇至（松下記念病院麻酔科）

（執筆順）

序　文

　昨年われわれはPBLDを周術期管理の教育に生かしたいという思いから「PBLDで学ぶ周術期管理」を上梓させていただいた。16例の症例の管理をとおして周術期に起こりうる主として危機管理への対応を効率的に学ぶことができる書として一定の評価を得た。そこで第2弾として各科手術編を企画した。

　この各科手術編は、「救急外科麻酔」「脳神経外科麻酔」「呼吸器外科麻酔」「心臓血管外科麻酔」「産科麻酔」「小児麻酔」の6つの領域の手術麻酔についてPBLD形式で基本的な知識から手術中起こりうる合併症への対応まで幅広く学ぶことができるようにまとめたつもりである。通常の総説や、ポイントをまとめた本だけでは身につけることができない実践的な知識を身につけることができる書であると確信している。

　本書を通して読者に認識していただきたいのは、周術期に起こりうる合併症、問題点とその対応を実際の症例の前に頭の中で考えるイメージトレーニングの重要性である。まず患者が手術に入ってきたら何を確認しよう。こんな状態だったらこうしよう。それもプランAだけではなく複数の対応を考えておく。そして実際の症例を経験した後の復習である。このような積み重ねがどのような状況にも対応できる麻酔科医を育てていくのである。

　次に、本書でも強調されているように周術期管理は麻酔科医だけではなく、外科医、手術室看護師、臨床工学技士など多くの職種がそれぞれの役割を果たしていくことが重要である。そのためには日頃の他職種によるシミュレーションが欠かせない。そのような場合のシナリオとしても本書を活用してもらいたい。本書が周術期管理の安全向上に少しでも貢献できることを希望している。

　最後に本書の編集を助けてくれた大阪医科大学麻酔科学教室の駒澤伸泰先生、多大な御協力を賜った克誠堂出版の関貴子氏に心から感謝いたします。

2017年9月吉日

森本　康裕

本書の読み方

　ご高覧下さりありがとうございます。本書はPBLDに従って周術期の急変や困難な症例の管理を学んでいくことを目的としています。これまでにない形式の本なのでまず本書の読み方について説明します。

症例：
　症例は18例あります。興味のある症例から読み始めて下さい。

症例経過1：
　まず症例の背景を記載しています。場合によってはこの経過で問題が生じるかもしれません。

設問：
　経過の区切りで、この段階で考えること、必要な処置について設問を入れています。本書は問題集ではありませんので、各設問についてこの段階で適当かどうかよく考えて下さい。

　実際の臨床では、間違いではないが、ここでは優先順位は低いという対応はよくあります。○か×か白黒をつけにくい選択があるということです。このような設問については△としました。例えば挿管困難時にDAMカートを持ってくるのは○ですが、除細動器は最悪必要になるかもしれませんが、換気が保たれていれば優先順位は低いかもしれません。このような選択が△です。ですから次の段階では○になる可能性があります。まず、何をすべきか？次は？という順に考えてもらうとよいと思います。

解説：
　上記の設問に対しての回答と説明です。回答については無理に×をつくらないようにしたので○が多くなっています。できるだけ本書のみで必要な知識を得られるようにしました。

Point：
　ここでの考え方を簡潔にまとめています。表や図をいれていますので参照して下さい。

伝えたい一言：
　最低覚えておいてもらいたいポイントです。

症例経過2：
　以下同様に進めていきます。

本症例のポイント：
　最後に症例をとおしてのポイントです。ゆっくり読み直して復習して下さい。

文献：
　さらに深く勉強したいときに参照して下さい。

森本　康裕

術野と非術野の協調が最高の手術成績・医療安全を生み出す
～各手術に対するベストな周術期管理を提供するために～

　急性期医療である手術室は「診療密度が高いにもかかわらず不確実性が高い」のが最大の特徴である。術前から術後のプロセスの中で、麻酔科医、外科医、手術室・病棟看護師をはじめとする医療従事者は、診断および評価、治療方針決断、修正を常に繰り返しながら複雑なタスクを遂行していく。

　現在、さまざまな方向性から周術期の「患者予後改善」と「医療安全向上」に対する試みが行われている。しかし、この2つの目標は独立したものではなく、相互に綿密に関連し同時に行う必要性がある。よって、これらの行動は単独の診療科や職種だけで完遂できるものではなく、「多診療科・多職種連携」により初めて可能となる。

　さらに、周術期の医療安全管理では、処理量の複雑さと多様さのため、必ず修正が必要なミスが発生する。これは1人の医療従事者だけが対応できるものではなく、メディカルスタッフ全体のチームとしての協力体制が不可欠である。

　周術期管理チームの構成員は、院内のほぼすべての診療科や職種が含まれる。術前には、術式やリスクの情報共有、禁煙・口腔ケア・リハビリテーションなどの術前準備、内科的合併症の評価や予防的処置などが必要となる。主に外科医により一定の術前評価を行い、各内科診療科での評価を行う。

　術中は、WHO手術安全チェックリストに基づいた各項目の評価を、手術室内のメンバーすべてで確認し情報共有することが前提となる。しかし、手術室の特徴として、清潔という概念により術野と非術野にタスクを行う環境が分類される。よって術野と非術野で綿密な情報共有と目標共有を行うことが、特に緊急時において重要である。図に示すように周術期管理チームにおいて、麻酔科医、看護師、臨床工学技士は日々手術室で顔を合わせるが、外科医は診療科により変化する。さらに手術内容は術式ごとに変化するため周術期管理チームはその多様性を学ぶ必要性がある。言い換えれば、"術式ごとに非術野と術野で最高のパフォーマンスを提供するためには、それぞれの手術での周術期管理の注意点、急変対応を学んでおく必要"があり、特に周術期管理チームのリーダー性を求められる麻酔科医は各手術の周術期管理におけるテクニカル、ノンテク

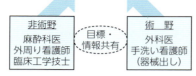

図　術野と非術野の協調が
　　最高のパフォーマンスを生み出す

ニカルスキルに精通しておく必要がある。

　本書「PBLDで学ぶ周術期管理（第二巻）：各科手術編」の目的は、われわれ"麻酔科医が各科麻酔に対して、何に注意すれば患者の予後や安全性が増すのかを理解する"ために作成した。言い換えれば、"このPBLDの目的は、各科それぞれの手術において急変時にどのように動くべきか、というノンテクニカルスキル取得"にほかならない。本書が、麻酔科医がリーダーとなる周術期管理チームの育成、周術期医療安全向上に少しでも役に立てば幸いである。

【参考文献】

1）駒澤伸泰，羽場政法，上嶋浩順ほか．周術期に対応するALSコース（ALS-OP）の提案．日臨麻会誌 2015；35：538-43．
2）羽場政法，駒澤伸泰，上嶋浩順ほか．ノンテクニカルスキル習得のためのシミュレーション教育の意義—The ANTS Systemの紹介—．日臨麻会誌 2015；35：533-7．
3）駒澤伸泰，藤原俊介，羽場政法ほか．周術期二次救命処置トレーニング（ALS-OP）の開催経験．麻酔 2015；64：562-5．
4）駒澤伸泰，藤原俊介，南　敏明．麻酔・救急領域における医療安全向上のためのシミュレーション教育の意義と課題．日臨麻会誌 2014；34：214-21．
5）駒澤伸泰，南　敏明．2015年度版米国心臓協会二次救命処置ガイドラインの手術室蘇生への実践応用〜周術期管理チームによる危機対応能力育成のために〜．臨床麻酔 2016；40：147-51．
6）Komasawa N, Berg BW. A proposal for modification of non-technical skill assessment for perioperative crisis management simulation training. J Clin Anesth 2016；32：25-6．

駒澤　伸泰

目 次

第Ⅰ章　救急外科麻酔

1. 敗血症　　　　　　　　　　　　　　　　　　羽場　政法　　1
2. 熱傷のデブリドマン　　　　　　　　　　　　　植木　隆介　　11
3. 多発外傷の初期対応と管理　佐野　博昭、駒澤　伸泰、南　敏明　27

第Ⅱ章　脳神経外科麻酔

4. 脳腫瘍　　　　　　　　　　　　　　荒井　恭子、森本　康裕　37
5. 外傷性硬膜下血腫　　　　　宮崎　有、駒澤　伸泰、南　敏明　47

第Ⅲ章　呼吸器外科麻酔

6. 分離肺換気困難時の対応　　　　　　　　　　　駒澤　伸泰　　55
7. 肺動脈損傷時の対応　　　　小西　優輝、駒澤　伸泰、南　敏明　63

第Ⅳ章　心臓血管外科麻酔

8. 大動脈弁置換術　　　　　　　　　　　　　　　羽場　政法　　73
9. Off-pump CABG　　　　　　　　　　　　　　　伊藤　明日香　87
10. ステントグラフト　　　　　　　　　　　　　　木村　斉弘　　103
11. TAVI　　　　　　　　　　　　　　　野中　輝美、上嶋　浩順　119

第Ⅴ章　産科麻酔

12. 常位胎盤早期剥離　　　　　石尾　純一、駒澤　伸泰、南　敏明　137
13. 分娩後大量出血　　　　　　　　　　　　　　　羽場　政法　　143
14. 無痛分娩　　　　　　　　　　　　　　中川　元文、上嶋　浩順　155

第Ⅵ章　小児麻酔

15 ダウン症候群児の口蓋扁桃摘出術
　　　　　　　　　　　上野　健史、駒澤　伸泰、南　敏明　**169**

16 食道閉鎖症　　　　　　　　　　　　植木　隆介　**177**

17 前縦隔腫瘍　　　　　　　　　　　　藤原　淳　**191**

18 悪性高熱症　　　　　　　　　　　　趙　崇至　**197**

キーワード索引……………205

第Ⅰ章 救急外科麻酔

Key Words
qSOFA
SOFA
SIMD（sepsis-induced myocardial dysfunction）

1 敗血症

症例経過 1

　73歳、男性、身長166 cm、体重54 kg。腹痛と意識障害で救急外来受診された。家族の話では、3日前より腹痛を訴えており、2時間前まで意識清明であったが、急激に意識低下を認め救急通報したとのことであった。患者は呼びかけにより開眼するが、見当識障害あり、支持動作は不可能であった〔グラスゴー昏睡尺度（Glasgow coma scale：GCS）12点〕。血圧は103/48 mmHgで心拍数97 beats/min、呼吸数25 breaths/min、腹部反跳痛あり、CT検査にて消化管穿孔が疑われ緊急手術が予定された。

設　問

この患者の術前状態について、（○△×）をつけよ。
1）SOFAスコアはICUにおいて、意識、呼吸、循環、肝、腎、凝固機能をスコア化し敗血症を診断する
2）qSOFAは現在2点である
3）腹腔内感染症による敗血症は可能なかぎり早期の手術が推奨される
4）術前心エコー評価が推奨される
5）PLRテストは非侵襲的に輸液反応性をみるテストである

1）SOFAスコアはICUにおいて、意識、呼吸、循環、肝、腎、凝固機能をスコア化し敗血症を診断する（○）

　SOFA（sequential organ failure assessment）スコアは重要臓器の障害度を数値化した指数である（表1)[1]。感染症疑いとSOFAスコア2点以上の急上昇が存在すれば敗血症（sepsis）と診断される。

表1 SOFA スコア

スコア	0	1	2	3	4
意識 Glasgow coma scale	15	13〜14	10〜12	6〜9	<6
呼吸 Pa_{O_2}/F_{IO_2} (mmHg)	≧400	<400	<300	<200 および呼吸補助	<100 および呼吸補助
循環	平均血圧 ≧70 mmHg	平均血圧 <70 mmHg	ドパミン >5 μg/kg/min あるいは ドブタミンの併用	ドパミン 5〜15 μg/kg/min あるいは ノルアドレナリン ≦0.1 μg/kg/min あるいは アドレナリン ≦0.1 μg/kg/min	ドパミン >15 μg/kg/min あるいは ノルアドレナリン >0.1 μg/kg/min あるいは アドレナリン >0.1 μg/kg/min
肝 血漿ビリルビン値 (mg/dL)	<1.2	1.2〜1.9	2.0〜5.9	6.0〜11.9	≧12.0
腎 血漿クレアチニン値 尿量 (mL/day)	<1.2	1.2〜1.9	2.0〜3.4	3.5〜4.9 <500	≧5.0 <200
凝固 血小板数 ($\times 10^3/\mu L$)	≧150	<150	<100	<50	<20

合計 SOFA スコアの 2 点以上の急上昇により,敗血症と診断される.
〔日本版敗血症診療ガイドライン 2016 作成特別委員会(日本集中治療医学会・日本救急医学会合同).日本版敗血症診療ガイドライン 2016.日集中医誌 2017;24(suppl. 2)より引用〕

2) qSOFA は現在 2 点である(○)

　qSOFA スコアは感染症が疑われる患者に対し、ICU 外で用いられる敗血症疑いスコアである(表2)[1]。意識、呼吸、血圧の 3 つのうち 2 項目以上当てはまる場合は敗血症を疑い、検査・治療を開始する必要がある。

3) 腹腔内感染症による敗血症は可能なかぎり早期の手術が推奨される(○)

　敗血症 5 つの感染源のうち、腹腔内感染症と壊死性軟部組織感染症は早期の外科治療が推奨される(表3)[1]。

表2　qSOFAスコア

- 意識変容
- 呼吸数≧22/min
- 収縮期血圧≦100 mmHg

感染症が疑われ、上記3つのクライテリアのうち2項目以上を満たす場合敗血症を疑い、集中治療管理を考慮する。
敗血症の確定診断は、合計SOFAスコアの2点以上の急上昇による。
〔日本版敗血症診療ガイドライン2016作成特別委員会（日本集中治療医学会・日本救急医学会合同）．日本版敗血症診療ガイドライン2016．日集中医誌2017；24（suppl. 2）より引用〕

表3　敗血症5つの感染源

- 腹腔内感染症
- 感染性膵壊死
- 血管カテーテル感染
- 尿管閉塞に起因する急性腎盂腎炎
- 壊死性軟部組織感染症

腹腔内感染症と壊死性軟部組織感染症には早期の外科的治療が推奨される。
〔日本版敗血症診療ガイドライン2016作成特別委員会（日本集中治療医学会・日本救急医学会合同）．日本版敗血症診療ガイドライン2016．日集中医誌2017；24（suppl. 2）より引用〕

4）術前心エコー評価が推奨される（○）

敗血性ショックは血管拡張に伴う相対的血管内容量減少によるショックだけでなくSIMD（sepsis-induced myocardial dysfunction）と呼ばれる心機能障害によるショックを呈することがある。術中管理が異なるため、心臓の動きと下大静脈径による血管内容量評価が推奨される。

5）PLRテストは非侵襲的に輸液反応性をみるテストである（○）

PLR（passive leg raising）テストは、45°ヘッドアップの状態からスタートし、その後頭部フラット＋45°下肢挙上状態にすることで心拍出量や血圧が増加するかどうかを評価する。心拍出量や血圧が増加するようであれば、輸液投与が考慮される。

① 敗血症の診断基準を知っておく。
② 可能であれば、術前にSIMDの有無を把握する。
③ PLRテストは簡便に施行可能で有用な評価方法である。

直前の経胸壁心エコー検査（TTE）の結果によっては麻酔管理が異なる！

症例経過 2

　血液検査では血漿ビリルビン値1.3 mg/dL、血漿クレアチニン値2.3 mg/dL、血小板数8万/μL、Pao₂ 67 mmHg、血漿アルブミン値2.1 g/dLでSOFAスコアは8点であった。救急外来での心エコー検査では左室駆出分画（left ventricular ejection fraction：LVEF）57％、下大静脈（inferior vena cava：IVC）径10 mm 呼吸性変動がみられた。PLRテストでは血圧の上昇がみられた。救急外来到着後1時間で患者は手術室に入室され麻酔導入が行われた。

設問

敗血症患者の輸液について、（○△×）をつけよ。
1) 敗血症患者の初期輸液量は晶質液を 30 mL/kg 投与する
2) 血圧低下に対し人工膠質液を投与する
3) 低アルブミン血症に対しアルブミン製剤を投与する
4) 循環維持目的で晶質液の代わりに新鮮凍結血漿（FFP）を投与する
5) 中心静脈圧（CVP）を中心としたEGDT療法は敗血症の治療のスタンダードである
6) 輸液の反応性はSVVやPVVなどの動的パラメータがCVPよりも有用である

1) 敗血症患者の初期輸液量は晶質液を 30 mL/kg 投与する（○）
　敗血症患者では初期に十分な晶質液が必要となる。術前から術中に続き一貫した輸液管理が必要となる。

2) 血圧低下に対し人工膠質液を投与する（×）
　人工膠質液はICU死亡率を減少させるが、90日死亡率、急性腎障害（acute kidney injury：AKI）の発症、腎代替療法（renal replacement therapy：RRT）施行率、赤血球投与率を上昇させる。敗血症患者の輸液管理では、人工膠質液を制限し、大量の晶質液投与が推奨される。術後の肺水腫に関しては初期ショック状態を乗り切ったのち、水分制限を行うことで対応するのが現在の考え方である。

3) 低アルブミン血症に対しアルブミン製剤を投与する（△）
　アルブミン製剤の投与による死亡率改善効果はわずかで、血液製剤

投与による合併症を考慮すると標準的な投与は推奨されていない。しかし、もともと低アルブミン血症がある患者の場合には投与を考慮してもよい。

4）循環維持目的で晶質液の代わりに FFP を投与する（×）

新鮮凍結血漿（fresh frozen plasma：FFP）は凝固機能異常に対し使用する。

5）CVP を中心とした EGDT 療法は敗血症の治療のスタンダードである（×）

中心静脈圧（central venous pressure：CVP）を中心とした EGDT（early goal-directed therapy）療法は大規模調査により有用性を示すことができなかった。2016 年ガイドラインからは推奨されていない。

6）輸液の反応性は SVV や PVV などの動的パラメータが CVP よりも有用である（○）

SVV（stroke volume variation）や PVV（pulse pressure variation）は CVP に比べ輸液反応性の予測に有用とされる。しかし、数値の解釈には胸腔内圧の影響など注意が必要である。

① 血管内ボリュームを増やす目的として、人工膠質液、アルブミン製剤、FFP の有用性は低い。
② SVV や PVV は輸液投与の指標として CVP より有用である。

敗血症による影響に加え、麻酔薬は相対的な血管内容量の低下を引き起こす！
優先される輸液は晶質液であることを知っておく！（図 1）[1]

```
○ 晶質液
  ・初期輸液30mL/kg
  ・初期輸液終了後も必要に応じて投与

△ アルブミン製剤
  ・低アルブミン血症の是正
  FFP
  ・凝固機能の是正

× 人工膠質液
```

図1　敗血症における輸液療法
〔日本版敗血症診療ガイドライン2016作成特別委員会（日本集中治療医学会・日本救急医学会合同）．日本版敗血症診療ガイドライン2016．日集中医誌2017；24（suppl. 2）より引用〕

症例経過 3

　麻酔導入され、気道確保し、手術が開始された。晶質液の投与を行っているが血圧64/38 mmHg、心拍数112 beats/minを認めた。昇圧薬の投与を検討している。

設　問

敗血症患者の循環管理について、（○△×）をつけよ。
1）ドパミンは血管収縮作用と心拍出量増加作用があり有用である
2）敗血症性ショックに対する昇圧薬の第一選択薬はノルアドレナリンである
3）血清乳酸値を経時的に測定する
4）術中に、定期的な心エコー検査を行う

1）ドパミンは血管収縮作用と心拍出量増加作用があり有用である（×）

　ドパミンは頻脈、不整脈の出現、細胞代謝増加を引き起こす。また腎血流を増加させるが臓器障害改善効果はない。敗血症患者の昇圧薬はノルアドレナリンが推奨される。

2）敗血症性ショックに対する昇圧薬の第一選択薬はノルアドレナリンである（○）

3）血清乳酸値を経時的に測定する（○）

　血清乳酸値と敗血症の予後は相関があり、血清乳酸値上昇は組織低

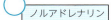 ノルアドレナリン ドパミン

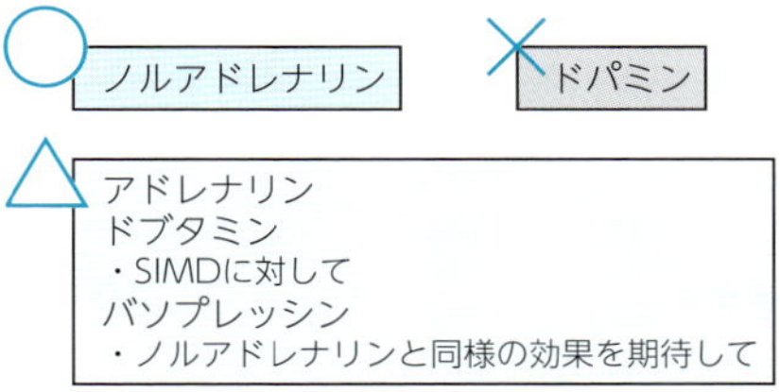

△ アドレナリン
ドブタミン
・SIMDに対して
バソプレッシン
・ノルアドレナリンと同様の効果を期待して

図2　敗血症における昇圧薬の選択
〔日本版敗血症診療ガイドライン2016作成特別委員会（日本集中治療医学会・日本救急医学会合同）．日本版敗血症診療ガイドライン2016．日集中医誌 2017；24（suppl. 2）より引用〕

灌流の可能性を示している。血清乳酸値をみることにより、循環を評価することが可能である。

4）術中に、定期的な心エコー検査を行う（○）

術中に血管拡張に伴う相対的血管内容量減少によるショックから心機能障害によるショック（SIMD）に病態が変わることがある。経胸壁心エコー検査（transthoracic echocardiography：TTE）がこの判別に有用である。

① 末梢血管拡張型の敗血症性ショックでは晶質液投与とノルアドレナリン投与による循環維持が推奨される（図2）。ドパミンは推奨されない。
② 血清乳酸値と心エコーは麻酔管理に有用である。

SIMDは敗血症患者の20〜40%に合併する！
末梢血管拡張型の敗血症性ショックからSIMDに病態が移行していないか心エコーにて確認する！

症例経過 4

　晶質液の大量投与、ノルアドレナリン 0.01 μg/kg/min の持続投与で血圧は維持できていたが、手術開始 1 時間後より徐々に血圧が低下し、69/36 mmHg、心拍数 124 beats/min となった。酸素飽和度は測定できない。血液ガス検査で血清乳酸値が前回の検査から上昇している。TTE では駆出率（EF）32% であった。

設 問

現在の敗血症患者の循環管理について、（○△×）をつけよ。
1) SIMD が疑われる
2) アドレナリンの持続投与を開始する
3) ドブタミンの持続投与を開始する
4) 低用量のヒドロコルチゾンを投与する

1) SIMD が疑われる（○）
　心エコー所見からは SIMD が疑われる。
2) アドレナリンの持続投与を開始する（○）
3) ドブタミンの持続投与を開始する（○）
　SIMD が疑われる症例ではアドレナリン、ドブタミンによる心収縮改善と血行動態改善の可能性がある。
4) 低用量のヒドロコルチゾンを投与する（○）
　敗血症性ショックに対する早期ステロイド投与は、ショック離脱率を増加させ、ショック遷延化による不可逆的臓器障害が起こる前に状態を改善する可能性がある。

　SIMD 患者ではアドレナリン、ドブタミン、低用量のヒドロコルチゾンが有用である。

SIMD 患者では心拍出量を増加させる薬物を使用する！

症例経過 5

ヒドロコルチゾン 300 mg の投与を行い、循環維持にアドレナリン持続投与を開始した。術野は閉創している。血圧は徐々に上昇し 110/48 mmHg、心拍数 128 beats/min となった。人工呼吸器の投与酸素濃度は 80％で酸素飽和度は、SpO_2 91％で、動脈血ガス分析では PaO_2 63 mmHg であった。ヘモグロビン（Hb）6.3 g/dL と貧血を認めた。

■ 設 問 ■

呼吸管理と輸血管理について、（○△×）をつけよ。

1）急性呼吸促迫症候群（ARDS）の発症を疑い1回換気量を 7 mL/kg に設定する
2）人工呼吸器のプラトー圧が 30 cmH₂O 以下になるように設定する
3）呼気終末陽圧（PEEP）を 12 mmHg に設定する
4）ヘモグロビン（Hb）7 g/dL 以下では輸血が推奨される

1）ARDS の発症を疑い1回換気量を 7 mL/kg に設定する（○）

急性呼吸促迫症候群（acute respiratory distress syndrome：ARDS）では、1回換気量を 6〜8 mL/kg にすることが推奨されている。体重は実測体重でなく、身長から計算される予想体重を用いる。

2）人工呼吸器のプラトー圧が 30 cmH₂O 以下になるように設定する（○）

人工呼吸器関連肺損傷（ventilator-associated lung injury：VALI）を来す要因として、人工呼吸中の1回換気量の増加と気道内圧上昇が挙げられる。プラトー圧を制限することにより両者の抑制が期待される。

3）PEEP を 12 mmHg に設定する（○）

適正な呼気終末陽圧（positive end-expiratory pressure：PEEP）は不明であるが、低酸素血症を是正し死亡率を低下させる可能性が指摘されている。高 PEEP は胸腔内圧を上昇させるため、施行時には血行動態に注意が必要である。

4）Hb 7 g/dL 以下では輸血が推奨される（○）

敗血症時の組織酸素化は Hb 7〜9 g/dL で達成される。7 g/dL 未満

- 1回換気量 6〜8 mL/kg
　身長から計算される予測体重から計算
- プラトー圧 30 cmH₂O 以下
- PEEPを使用
　適切なPEEP圧は現在不明

図3　ARDSに対する人工呼吸管理
〔日本版敗血症診療ガイドライン2016作成特別委員会（日本集中治療医学会・日本救急医学会合同）．日本版敗血症診療ガイドライン2016．日集中医誌2017；24（suppl. 2）より引用〕

では輸血を行い 10 g/dL 未満でコントロールする。

① 1回換気量を6〜8 mL/kg、プラトー圧30 cmH₂O以下に設定する。
② 血行動態に影響が少ない PEEP 圧を設定する。
③ Hb 値は 7〜9 g/dL にコントロールする。

大量の輸液投与により呼吸状態は悪化する！
推奨される人工呼吸管理を知っておく！（図3）

本症例のポイント

　このシナリオは"日本版敗血症診療ガイドライン2016"を元に作成した。敗血症性ショックのアウトカムは臓器障害を少なくし死亡率を低下させることである。麻酔中は目先の血行動態や呼吸状態により使用薬物や輸液、人工呼吸管理を選択する傾向がある。しかし、上記アウトカムを考えた場合、一時的な状態の悪化は許容するという発想も重要である。

【文　献】

1) 日本版敗血症診療ガイドライン2016作成特別委員会（日本集中治療医学会・日本救急医学会合同）．日本版敗血症診療ガイドライン2016．日集中医誌2017；24（suppl 2）．

（羽場　政法）

第Ⅰ章 救急外科麻酔

2 熱傷のデブリドマン

Key Words
重症熱傷
気道熱傷
気管切開
急性呼吸促迫症候群（ARDS）

症例経過 1

43歳、男性、身長175 cm、体重80 kg。仕事中に重油タンクが破損、引火する事故により顔面、上半身を中心に熱傷を負う。救急車にて、3次救急救命センターに緊急搬送となった。既往歴は特記すべきことはなく、1日20本（20年）の喫煙歴がある。熱傷面積は、頭部、両手、体幹前面のⅡ～Ⅲ度の熱傷であり、9の法則では、Ⅱ度熱傷27％、Ⅲ度熱傷9％（前胸部）と考えられた。ただちに、下肢からの静脈路確保、輸液を開始した。足背動脈に動脈圧ラインを挿入した。意識は日本式昏睡尺度（Japan coma scale：JCS）3（I-3）（自発開眼あるも名前・生年月日が言えない）、呼吸数は20 breaths/min、血圧160/70 mmHg、心拍数95 beats/min、体温37.5℃で下腿第2趾でのSp_{O_2}は98％あった。

設　問

初期対応において、行うべき対応は何か。（○△×）をつけよ。
1）熱傷指数（BI）は9％である
2）出血がなければ、輸液の開始は受傷後2時間以後でよい
3）気管支ファイバースコープを準備する
4）血液検査（血算、生化学、凝固、血液型）を行い、胸部X線検査を施行する
5）頭部、胸部、腹部のCT検査を施行する

1）BIは9％である（×）
　熱傷指数（burn index：BI）の式は、
　BI＝Ⅱ度熱傷面積（％）×1/2＋Ⅲ度熱傷面積（％）である。本症例の場合、22.5である。BIが10～15以上では重症と判断される。

2）出血がなければ、輸液の開始は受傷後2時間以後でよい（×）

　輸液開始の遅れが予後を悪化させる。そのため熱傷の初期輸液は、受傷後できるだけすみやかに開始すべきであり、受傷後2時間以内の開始が望ましい[1]。

3）気管支ファイバースコープを準備する（○）

　気管支ファイバースコープによる気道粘膜所見の診断は、多くの専門家が気道熱傷診断の"gold standard"として使用している[1]。

4）血液検査（血算、生化学、凝固、血液型）を行い、胸部X線検査を施行する（○）

　全身管理を行ううえで、採血データおよび胸部X線による肺野や心胸郭比などの推移は重要な判断材料となる。

5）頭部、胸部、腹部のCT検査を施行する（△）

　外傷を伴うもしくは意識障害を伴う場合は、CT画像によりいち早く全身検索を行うことが推奨される。熱傷の程度やその他の条件を考慮し、必要性と緊急度を判断する。

　熱傷の治療は、まず熱源を絶ち、次に冷やすことである。一般的には最低5分から30分くらいを、できれば流水で冷やす。しかし、広範囲熱傷の場合は、氷などでは冷やさない。また、小児の場合、長く広範囲を冷却すると低体温を来し、意識障害や不整脈を起こすことがあり注意が必要である。次に重症度の評価を行う。重症度は面積と熱傷の深さで決まる[2]（図1[3]、表1、2）。

　重症例では、重症度評価と並行して、初期輸液を行う。気道熱傷などが疑われれば、気管挿管、気管切開を考慮、施行する。病状の悪化は急激なこともあり、呼吸循環を初めとして、迅速な対処が必要でマンパワー確保も欠かせない。

　輸液について、その変遷は歴史があり、Parkland（Baxter）の公式4 mL×熱傷面積×体重kg（受傷後8時間で半量を、16時間で半量を）が有名である。そして、バイタルサインの安定化と時間尿量0.5〜1.0 mL/kgとなるように調整してゆく。現在は、ABLS（advanced burn life support）の蘇生輸液の式（2010）が過剰輸液を防ぐと考えられている（表3）[3]。

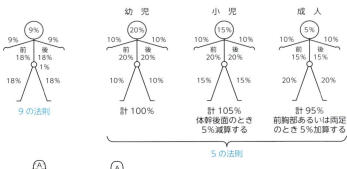

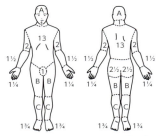

	年齢					
	0歳	1歳	5歳	10歳	15歳	成人
A-頭部の½	9½	8½	6½	5½	4½	3½
B-大腿部の½	2¾	3¼	4	4¼	4½	4¾
C-下腿部の½	2½	2½	2¾	3	3¼	3½

Lund and Browder の図表

図1 熱傷面積算定法（9 の法則，5 の法則，Lund and Browder の図表）
※その他，手掌法〔成人の場合に手掌（指部は含まず）を体表の約1％として概算する方法〕も用いられる．
（大須賀章倫，黒木雄一，宮尾大樹ほか．熱傷蘇生輸液．日救急医会誌 2015；26：647-56 より引用）

表1　熱傷深度と局所所見

分　類	深　さ	局所所見
Ⅰ度	表皮	発赤，浮腫，痛み
Ⅱ度　浅達性Ⅱ度 　　　深達性Ⅱ度	真皮浅層 真皮深層	灼熱感，紅斑，数時間後に紅色水泡形成 白色の水泡形成，知覚鈍麻
Ⅲ度	皮膚全層（皮下まで）	灰白色あるいは褐色炭化の表皮，水疱（－）

表2　重症度判定と推奨される対応病院（Artz の基準）

重症度	対　応	熱傷のタイプと範囲
重症熱傷	熱傷センターで入院	熱傷範囲Ⅱ度30％以上，Ⅲ度10％以上，顔面・手・足・会陰の熱傷，気道熱傷，臓器損傷，骨折の合併，化学損傷，電撃傷
中等度熱傷	一般病院で入院	熱傷範囲Ⅱ度15～30％以上，Ⅲ度2～10％
軽症熱傷	外来通院可能	熱傷範囲Ⅱ度15％以下，Ⅲ度2％以下

表3 ABLSの蘇生輸液の式

	成人	成人（高電圧電撃傷）	小児（14歳未満，40 kg未満）
輸液量	2 (mL)×体重 (kg)×熱傷面積（%TBSA）	4 (mL)×体重 (kg)×熱傷面積（%TBSA）	3 (mL)×体重 (kg)×熱傷面積（%TBSA）
速度	熱傷面積計算前の開始速度： 　500 mL/hr（14歳以上），250 mL/hr（6〜13歳），125 mL/hr（5歳以下） 熱傷面積計算後： 　上記輸液量の1/2を最初の8時間で，残りの1/2を16時間で投与，ただし，時間尿量が2時間連続で指標より多い/少ない場合は，輸液速度を1/3ずつ減らす/増やす		
尿量	0.5 mL/kg/hr（30〜50 mL/hr）		1 mL/kg/hr

（大須賀章倫，黒木雄一，宮尾大樹ほか．熱傷蘇生輸液．日救急医会誌 2015；26：647-56 より引用）

重症熱傷患者の呼吸循環動態は急激な悪化に陥りやすい！
リアルタイムに状況判断し、気道確保、ルート確保など先を読んで対応する！

症例経過 2

　下肢に静脈路を確保して、酢酸リンゲルによる輸液を開始した。患者は顔面上半身の灼熱感と疼痛を訴え、不穏状態となった。血圧180/100 mmHg、心拍数110 beats/min、呼吸数は浅呼吸で30回まで増加し、room airでSpo$_2$は98%から90%にまで低下した。口腔・咽頭を喉頭鏡ならびに気管支ファイバースコープで観察したところスス（煤）の付着を認めた。意識レベルはJCS 30（Ⅱ-3）まで低下した。

■ 設　問 ■

次に行うべき処置は何か。（○△×）をつけよ。
1）挿管困難の可能性を探るべく、ファイバースコープで喉頭蓋、声帯を確認する
2）用手換気や気管挿管を検討、施行する
3）フェイスマスクで酸素投与を行う

4）頭部 CT 検査を行う
5）最終飲食時間を職場の同僚や家族に確認する

1）挿管困難の可能性を探るべく、ファイバースコープで喉頭蓋、声帯を確認する（○）

　気道熱傷では舌、口腔、気道粘膜の熱傷に伴うびらん、浮腫のため挿管困難に陥る可能性が高い。したがって、ファイバー（経口か経鼻）で喉頭周辺の浮腫の程度を観察できればより安全な気道確保につながる。

2）用手換気や気管挿管を検討、施行する（○）

　SpO_2 が急激に低下しており、浅く頻呼吸となり緊急の気道確保が必要な危機的状況に陥りかけている。

3）フェイスマスクで酸素投与を行う（○）

　酸素化を改善し、次の確実な気道確保につなげるため酸素投与が必要な状況である。

4）頭部 CT 検査を行う（×）

　不穏や意識レベルの低下より、頭蓋内病変の除外も必要だが、酸素化が悪化している状況から、何よりも早急な気道確保処置を要する状況である。ただし、鎮静薬、鎮痛薬を不用意に投与すると、呼吸抑制・低酸素の助長のリスクが大きい。機材や人手を集めながら、確実な気道確保（気管挿管、気管切開）を目指す。

5）最終飲食時間を職場の同僚や家族に確認する（○）

　意識レベルが低下した患者の気道確保時には、常に誤嚥のリスクが存在する。したがって、飲食時間の問診は必須である。できるだけ、来院直後に本人、関係者に聞いておくべきである。確認する時間や聞ける人がいなければ、フルストマックの扱いで緊急気道確保を行う。

　気道熱傷の診断には、口腔・咽頭内スス（煤）付着、嗄声、ラ音聴取などの臨床所見による診断が最も基本となる。その他、顔面熱傷、咽頭痛、鼻毛焼失、呼吸苦、意識障害、閉所での火災受傷も気道熱傷を疑う所見である。

　また、気道熱傷の診断基準にStoneの基準があり、簡便なため判断

表4 AIS criteria に基づいた気管支ファイバースコープ所見のグレード分類

grade 0 (気道熱傷なし)	炭素質の沈着物, 発赤, 浮腫, 気管支漏, 閉塞がいずれも認められない
grade 1 (軽度の気道熱傷)	中枢または末梢気管支に軽微または現状の発赤と炭素質の沈着物(いずれかまたは両方)が認められる
grade 2 (中等度の気道熱傷)	気管支障害の有無は問わず, 中等度の発赤, 炭素質の沈着物, 気管支漏(いずれかまたは複数の組合せ)が認められる
grade 3 (重度の気道熱傷)	組織の脆弱化を伴う重度の炎症, 大量の炭素質の沈着物, 気管支漏, 気管支閉塞(いずれかまたは複数の組合せ)が認められる
grade 4 (広範な気道熱傷)	粘膜の痂皮形成, 壊死, 腔内閉塞(いずれかまたは複数の組合せ)の所見が認められる

※ AIS:abbreviated injury score (0:no injury, 1:mild, 2:moderate, 3:severe, and 4:massive injury)
(Endorf FW, Gamelli RL. Inhalation Injury, Pulmonary Perturbations, and Fluid Resuscitation. J Burn Care Res 2007;28:80-3 より引用)

の参考になる。

<Stone の基準>
- 火炎による熱傷
- 顔面に熱傷がある、口腔、鼻粘膜に熱傷がある。
- 室内など閉所で受傷した場合

さらに、気管支ファイバースコープによる肉眼的所見の診断は、多くの専門家が気道熱傷診断の"gold standard"として使用している[1]。

気管支ファイバー画像による重症度分類である AIS (abbreviated injury score) の分類を示す (表4)[4]。

気道熱傷における気管支ファイバー所見は、熱傷深達度が気管支の部位によって一様でなく、異なった程度の熱傷が混在し、時間の経過とともに大きく変化する特徴がある (図2)[5〜7]。すなわち、主に第5病日以降に粘膜焼痂が剥離し、血液と炎症性分泌物が混ざった泥状分泌物がみられる。これにより重篤な換気障害を来すおそれがあり、ネブライザや toileting などによる吸引除去が必要となる。

気道熱傷では、初期の胸部画像や Pao_2 が正常でも、気道クリアランスの低下、肺胞サーファクタント産生低下が危惧される。また、全身性炎症反応性症候群 (systemic inflammatory response syndrome:SIRS) が惹起され、炎症や炎症性メディエータによる血管透

```
┌─────────────────────────────┐     ・気道病変の改善には 10 日～15 日は
│ 気道粘膜の発赤，腫脹，浮腫（気道の狭窄化），│       要する
│ スス（煤）の付着，壊死した粘膜は蒼白化      │      （中等度熱傷での上皮再生は約 21 日
└─────────────┬───────────────┘       以後）
              ▼
┌─────────────────────────────┐     ・重症熱傷ほど経過が遷延，回復過程
│ 気道内分泌物はしだいに増加，粘膜痂皮の剥離， │       に時間を要する
│ 易出血性，分泌物の粘調度増大                │
└─────────────┬───────────────┘     ・重症気道熱傷では，気道粘膜の虚血
              ▼                              による蒼白化や粘膜壊死所見を認め
┌─────────────────────────────┐       る
│ 焼痂の剥離，血液と剥離物の混じった泥状物が  │
│ （大量に）吸引⇒吸引除去が治療のカギ        │     ・Toileting による分泌物の頻回の吸
└─────────────┬───────────────┘       引なことあり
              ▼
┌─────────────────────────────┐     ・受傷後数日以降に脱落した粘膜での
│ 気道分泌物は徐々に減少                     │       気道閉塞を起こすリスクあり，気管
│ 気管支粘膜の上皮化進行，修復              │       支鏡直視下の異物除去が重要
└─────────────────────────────┘
```

図2　気道熱傷での気管支ファイバースコープ所見の一般的な経時的変化

(雨宮隆太，内藤　淳，永井完治ほか．呼吸器疾患 病態・診断・治療 気道熱傷 気管支鏡的診断，治療を中心に．救急医学 1991；15：793-9．由島一郎，大沢章俊，池田寿昭ほか．気道熱傷の5例について．日臨麻会誌 1983；3：57-62．永吉　優，橋爪一光，笠松紀雄ほか．気道病変の治癒過程を気管支鏡的，病理組織学的に経時的に追跡し得た気道熱傷の1例．気管支学 2008；30：204-9 より引用)

過性の亢進から急性呼吸促迫症候群（acute respiratory distress syndrome：ARDS）が起こることがある。したがって、胸部 X 線、CT 検査や血液ガス分析、気管支ファイバーによる経過フォローが重要である。

また、気道熱傷（特に密閉空間における問題）では、一酸化炭素中毒やその他の気体の中毒が問題となる。

気道熱傷の気道確保は一刻を争う！
臨床症状と気管支ファイバーで素早く診断する！

症例経過 3

その後、気管挿管して人工呼吸を行い、手術翌日を迎えた。患者はデクスメデトメジン 0.4 μg/kg/hr で鎮静を行っていた。Richmond Agitation-Sedation Scale（RASS）は－1〜－2 で推移していた。酸素濃度 50％、1 回換気量 650 mL、呼吸数 12 breaths/min、呼気終末陽圧（positive end-expiratory pressure：PEEP）5 cmH$_2$O、最高吸気圧 25 cmH$_2$O のとき採血データで、pH 7.20、Pa$_{O_2}$ 130 mmHg、Pa$_{CO_2}$ 43 mmHg、BE －10 mEq/L、乳酸値は入院時の 1.0 から 7.3 まで急上昇した。生化学データでは、クレアチニンフォスフォキナーゼが 8,000 IU/L、血清クレアチニンが 1.8 mg/dL と上昇を認めた。電解質は血清ナトリウム 137 mEq/L、カリウム 4.8 mEq/L、クロール 110 mEq/L であった。同時に、両手の循環障害（発赤、腫脹、橈骨動脈、上腕動脈の脈触知の微弱化、暗紅色への皮膚色調変化）が出現した。緊急で、全身麻酔下で両上肢ならびに前胸部体幹の減張切開手術が申し込まれた。

設 問

本症例の麻酔管理で重要と考えられるのは何か。（○△×）をつけよ。

1 ）術中、術後に持続血液濾過透析（CHDF）を施行する可能性を、家族に説明する
2 ）血清カリウム値は正常範囲内であり、維持輸液で輸液負荷を行う
3 ）Sp$_{O_2}$ モニターは上肢にのみ装着する
4 ）気管チューブは感染のリスクを考え、入れ替える
5 ）尿量が 1 mL/kg/hr より低下しているので輸液量は増加させる

---

1 ）術中、術後に CHDF を施行する可能性を、家族に説明する（○）

腎機能が悪化傾向で、コンパートメント症候群から、腎機能障害を来すリスクが高い。救命処置、集中治療の一環として持続的血液濾過透析（continuous hemodiafiltration：CHDF）についても、説明が望ましい。

2 ）血清カリウム値は正常範囲内であり、維持輸液で輸液負荷を行う（×）

血清カリウム値は腎機能障害により、上昇する懸念がある。術中は

表5 重症熱傷の全身に及ぼす影響

臓器系統	病態のメカニズム
循環器系	血管透過性の亢進が生じ，血漿成分の血管外漏出，循環血液量不足を生じる．通常は48〜72時間で消退し，組織の浮腫液がリンパ系を通じて循環系に戻るrefilling（再充満）現象が生じる．この時期には循環系の負荷が増加し，肺うっ血や心不全のリスクが高まる
呼吸器系	全身性炎症反応から，急性呼吸障害が惹起され，肺水腫，ARDSを発症する
腎臓	組織間質への水分漏出により，血管内水分量の低下から腎血流量低下に加え，溶血や筋組織の破壊で生じたヘモグロビンやミオグロビンなどによる腎障害が発生する
血液凝固・線溶系	DIC症候群が危惧される．凝固活性化と生じた微小血栓が溶解しにくく，臓器障害を来す
筋・骨格系	組織浮腫で内圧が上昇，筋・神経組織の循環障害（コンパートメント症候群）が生じる

DIC：disseminated intravascular coagulation（播種性血管内凝固）

細胞外液補充液や、必要に応じてカリウムフリーの輸液が勧められる。

3）SpO₂モニターは上肢にのみ装着する（×）

両上肢は循環障害があるので、正確なモニタリングとならないおそれがある。局所循環の指標にはなりうるかもしれないが単独では信頼性に不安がある。したがって、状況から下肢にSpO₂モニターをつけることが勧められる。

4）気管チューブは感染のリスクを考え、入れ替える（×）

口腔、喉頭や気管の粘膜浮腫などで、さらに挿管困難となっている危険が高い。したがって、安易な気管チューブ交換は慎むべきである。

5）尿量が1mL/kg/hrより低下しているので輸液量は増加させる（△）

本症例では、コンパートメント症候群から腎機能障害を来している。このため、輸液を過剰負荷すると血管透過性の亢進から間質への水分の貯留増加、肺うっ血、うっ血性心不全のリスクが高い。胸部X線、動脈圧ラインを用いたSVV（stroke volume variation）や心係数の計測、心エコー検査などにより血管内ボリュームの過不足を推測、評価することが必要である。

重症熱傷患者の麻酔管理では、熱傷が呼吸循環系をはじめとした各臓器系統へ及ぼす障害を理解することが重要である（表5）。

局所の腫脹、血流障害に注意し、コンパートメント症候群を見逃さない！

症例経過 4

熱傷の受傷から1週間が経過した。毎日、気管支ファイバースコープにて、気管や気管支分枝を観察し、気道内分泌物の吸引を行っている。気管チューブは内径7.0 mmであり、4.0 mmの気管支ファイバーで行っている。受傷4日目から、右下肺野の透過性低下を認め肺炎を疑い、喀痰培養を提出した。受傷7日目には、両肺野のスリガラス状陰影が出現、Pao_2/Fio_2（P/F比）は150〜200であり、ARDS発症が示唆された。

設問

この状態で、行うべきことは何か。（○△×）をつけよ。
1) 気管切開の適応を考慮し、準備を行う
2) 1回換気量を12 mL/kgとする
3) 24時間の持続鎮静を継続する
4) 呼気終末陽圧（PEEP）を3 cmH₂Oとする
5) 喀痰培養の結果を踏まえ、抗生物質を投与する

1) 気管切開の適応を考慮し、準備を行う（○）

ARDSを発症して、酸素化が危機的な状況にある。また、比較的早期の気管切開および太い外径のファイバースコープによる脱落粘膜の吸引により、呼吸状態を改善でき救命した症例報告もある[8]。したがって、気管切開の適応となりうる。

2) 1回換気量を12 mL/kgとする（×）

ARDS患者の呼吸管理では、背側肺の炎症性浸潤により、機能している肺気量が減弱する。したがって、12 mL/kgの1回換気量では、吸気終末プラトー圧が30 cmH₂Oを超えるおそれがある。高い換気量で、肺の過膨張を起こすと末梢の肺胞（肺胞-毛細管境界）が破壊される。したがって、吸気プラトー圧を30 cmH₂O未満、1回換気量は6

mL/kg（あくまで目安であり、状況により少なくとも 10 mL/kg 以下）が目標値として推奨されている。コンセプトとして、人工呼吸器関連肺損傷（ventilator-associated lung injury：VALI）を避けることがある。

3）24 時間の持続鎮静を継続する（△）

　重症熱傷患者では、創部や処置時の痛みや苦痛緩和のため、鎮静鎮痛薬がしばしば用いられる。ただ、日本集中治療学会の 2015 年 2 月 "J-PAD（Pain, Agitation, Delirium）ガイドライン" において、人工呼吸管理中は「毎日鎮静を中断する」あるいは「浅い鎮静深度を目標とする」プロトコルが推奨されている。これらは、ともに一般的には人工呼吸期間や ICU 入室日数を短縮させるとされるが、不穏患者では、リスクを伴うので症例ごとの臨床的な判断に基づくべきである。

4）PEEP を 3 cmH$_2$O とする（×）

　"ARDS（2012 年での中等度 ARDS 以上に相当）に対する Clinical Practice Guideline" で、PEEP の初期設定値は 5 cmH$_2$O 以上である。Pa$_{O_2}$、最高気道内圧、循環抑制の程度などを参考に調節する。

5）喀痰培養の結果を踏まえ、抗生物質を投与する（○）

　感受性のある抗生物質の選択は、治療上重要である。敗血症（sepsis）と考えられる場合は血液培養検査も提出し、結果を踏まえて抗生物質を選択する。日和見感染対策が必要であり、β-D グルカンの検査などを行い、抗真菌薬の投与も考慮する。

　肺血症や重症熱傷では、活性化した好中球から細胞や組織を傷つける活性酸素やタンパク分解酵素が放出される。これらの炎症性メディエータは肺胞や毛細血管の細胞障害を惹起し、血管透過性が亢進、血漿成分が漏出し、肺胞に肺水腫を引き起こし、ARDS を発症する。

　ARDS の定義（新旧）を表 6[9)]、7[10)] に示し、ARDS の治療を表 8 に示す。

重症熱傷では、SIRS、敗血症、肺炎、ARDS、多臓器不全（multiple organ failure：MOF）へと病態が進行する！
注意深い創傷処置と全身管理の両方が救命には欠かせない！

表6 急性肺損傷（ALI）とARDSの定義（AECC定義：1994年）

	経過	酸素化	胸部X線	肺動脈楔入圧
ALI基準	急性	$PaO_2/FIO_2 \leq 300$ mmHg（PEEPの値によらず）	両側性の浸潤影（正面像）	18 mmHg以下または左房圧上昇の臨床所見がない
ARDS基準		$PaO_2/FIO_2 \leq 200$ mmHg（PEEPのレベルによらず）		

ALI：acute lung injury（急性肺損傷），AECC：American-European Consensus Conference
(Bernard GR, Artigas A, Brigham KL, et al. The American-European Consensus Conference on ARDS. Definitions, mechanisms, relevant outcomes, and clinical trial coordination. Am J Respir Crit Care Med 1994；149：818-24 より引用)

表7 新しいARDSの定義（ベルリン定義：2012年）

重症度	mild ARDS	moderate ARDS	severe ARDS
経過	既知の危険因子の侵襲もしくは呼吸症状の増悪または新たな出現から1週間以内		
酸素化	PaO_2/FIO_2：201～300 mmHg with PEEP/CPAP≥ 5 cmH$_2$O	PaO_2/FIO_2：101～200 mmHg with PEEP≥ 5 cmH$_2$O	PaO_2/FIO_2：≤ 100 mmHg with PEEP≥ 10 cmH$_2$O
肺水腫の成因	心不全や輸液過多で説明がつかない呼吸不全 危険因子が判然としない場合は 客観的評価（心エコーなど）によって静水圧性肺水腫の否定が必要		
胸部X線	両側肺浸潤影：胸水，無気肺，結節などで説明がつかないもの		

CPAP：continuous positive airway pressure（持続気道陽圧呼吸）
(ARDS Definition Task Force：Acute respiratory distress syndrome：the Berlin Definition. JAMA 2012；307：2526-33 より引用)

症例経過5

受傷後2週間が経ち、脱落粘膜の吸引を続けた結果、気道抵抗も減少し、肺炎も改善傾向となった。熱傷部位の植皮術が予定された。

■■■ 設 問 ■■■

今回の麻酔管理において、注意すべきことは何か。（○△×）をつけよ。
1) 周術期のせん妄のリスクが高い
2) 皮膚の採取部位や植皮の範囲を術者・主治医に確認する
3) 体温変化は起こりにくい
4) 創部感染の有無を確認する
5) 胸腹部や四肢の筋肉の拘縮の程度を確認する

表8 ARDSの治療

治　療	ポイント
人工呼吸管理	1回換気量(肺過膨張を避ける：<10 mL/kg，6 mL/kgが目安)，PEEPは5 cmH$_2$O以上（中等度以上のARDSで），初期設定値から2〜5 cmH$_2$Oずつ上げて酸素化改善を図る，気道内圧<30 cmH$_2$O，Pa$_{O_2}$>60 mmHgを保つ最小の酸素濃度，PCV（圧規定換気），APRV考慮，permissive hypercapnia（高二酸化炭素血症の許容），pHの正常化 ※腹臥位による換気血流不均衡の改善，HFOも考慮，軽症ではNPPVも考慮，重症では体外循環（ECMO）も検討
薬物療法	グルココルチコイド，好中球エラスターゼ阻害薬など DIC，凝固線溶異常に対するアンチトロンビン，遺伝子組み換えトロンボモジュリン
原疾患の治療	肺炎，敗血症に対する抗菌薬投与，循環維持管理（強心薬，輸液管理），PMX，CHDFなど

APRV：airway pressure release ventilation（気道圧開放換気），HFO（hight-frequency oscillation（高頻度振動），NPPV：non-invasive positive pressure ventilation（非侵襲的陽圧換気療法），ECMO：extracorporeal membrane oxygenator（膜型人工肺），PMX：polymyxin B-immobilized fiber therapy（エンドトキシン吸着療法）

1）周術期のせん妄のリスクが高い（○）

長期の鎮静・ICU管理・広範囲熱傷に伴う疼痛などから、せん妄の誘発因子が複数関与している。疼痛管理や環境調整などせん妄対策は予後改善、早期回復に重要な役割を果たす。また、胃や消化管の潰瘍形成のリスクも高まる。適度な鎮痛・鎮静深度調節や胃消化管粘膜保護も重要である。

2）皮膚の採取部位や植皮の範囲を術者・主治医に確認する（○）

術式に関する情報および術中体位の確認は本症例のような重症例では特に大切となる。熱傷部位の保護、感染対策を含め、術者・麻酔科医・看護師間で事前の確認が望ましい。

3）体温変化は起こりにくい（×）

重症熱傷であり、受傷から時間が経過しているが、皮膚からの熱喪失のため、低体温になるリスクがある。また、SIRS、敗血症、肺炎など炎症に起因する発熱が危惧される。体温管理には注意が必要である。

4）創部感染の有無を確認する（○）

皮膚のバリア機能低下に伴い、日和見感染の危険性が高い。メチシリン耐性黄色ブドウ球菌（methicillin-resistant *Staphylococcus aureus*：MRSA）、多剤耐性緑膿菌（multiple-drug-resistant *Pseudo-*

monas aeruginosa：MDRP)、バンコマイシン耐性腸球菌 (vancomycin-resistant *Enterococcus*：VRE)、真菌など培養結果の確認が重要である。

5）胸腹部や四肢の筋肉の拘縮の程度を確認する（○）

熱傷に伴い、胸部腹壁の筋肉が拘縮し、胸郭コンプライアンスの低下、拘束性肺障害が生じている可能性もある。筋拘縮をチェックし、良肢位の保持に努める。

■■■ 本症例のポイント ■■■

気道熱傷を伴う重症熱傷であり、死亡リスクが高く、救命には高度な集中治療が必要となる。気道熱傷の経過フォロー、治療方針決定には、気管支ファイバースコープの所見が重要な判断材料となる。過去の報告からもファイバー所見の経時的な変化を理解することが大切と考え、その流れを解説した。特に脱落粘膜が増加する時期には、気道内圧の上昇、気道閉塞のリスクが高まる。この時期をうまく乗り切ることが治療のカギとなる。

さらに、続発する肺炎やARDSといった呼吸器合併症対策も設問で取り上げた。ARDSはいまだに決定的な薬物治療が確立しておらず、治療には人工呼吸器の調節から、原因となるDICや敗血症といった病態の治療など多岐にわたる目配りが必要となる。

この分野で周術期管理、集中治療を担う麻酔科医には、2015年に改訂された"日本熱傷学会の熱傷診療ガイドライン"をはじめとし、関連知識をアップデートしていくことが求められる。

【文　献】

1) 日本熱傷学会学術委員会．日本熱傷学会．熱傷診療ガイドライン（改訂第2版）．1-89．http://www.jsbi-burn.org/members/guideline/index.html（2015年3月閲覧）
2) 創傷・熱傷ガイドライン委員会．日本皮膚科学会ガイドライン　創傷・熱傷ガイドライン委員会報告—6：熱傷診療ガイドライン．日皮会誌 2011；121：3279-306．
3) 大須賀章倫，黒木雄一，宮尾大樹ほか．熱傷蘇生輸液．日救急医会誌 2015；26：647-56．

4) Endorf FW, Gamelli RL. Inhalation Injury, Pulmonary Perturbations, and Fluid Resuscitation. J Burn Care Res 2007；28：80-3.
5) 雨宮隆太,内藤　淳,永井完治ほか．呼吸器疾患 病態・診断・治療 気道熱傷 気管支鏡的診断,治療を中心に．救急医学 1991；15：793-9.
6) 由島一郎,大沢章俊,池田寿昭ほか．気道熱傷の5例について．日臨麻会誌 1983；3：57-62.
7) 永吉　優,橋爪一光,笠松紀雄ほか．気道病変の治癒過程を気管支鏡的,病理組織学的に経時的に追跡し得た気道熱傷の1例．気管支学 2008；30：204-9.
8) 進　吉彰,實金　健,川上直哉ほか．早期気管切開が奏功した重症気道熱傷の1例．日集中医誌 2015；22：45-6.
9) Bernard GR, Artigas A, Brigham KL, et al. The American-European Consensus Conference on ARDS. Definitions, mechanisms, relevant outcomes, and clinical trial coordination. Am J Respir Crit Care Med 1994；149：818-24.
10) ARDS Definition Task Force. Acute respiratory distress syndrome：the Berlin Definition. JAMA 2012；307：2526-33.

（植木　隆介）

第Ⅰ章 救急外科麻酔

3 多発外傷の初期対応と管理

Key Words
ABCDE アプローチ
頸椎保護
骨盤骨折

症例経過 ①

70歳、男性、身長170 cm、体重60 kg。30分前に歩道歩行中に車が突っ込んできて受傷し、救急搬送されてきた。不穏状態で意思疎通不可能である。頸椎保護のためカラーを装着している。右下腿に開放骨折を認める。

設問

この時点でまず行うことは何か。（○△×）をつけよ。
1）血圧、Sp$_{O_2}$、心電図などバイタルサインの確認
2）CT検査を行う
3）意識レベルの確認を行う
4）呼吸の有無、様式を確認する
5）静脈路の確保を行う

1）血圧、Sp$_{O_2}$、心電図などバイタルサインの確認（○）

まずは循環が保たれているのか、血圧が測れない場合は橈骨動脈や大腿動脈、総頸動脈を手で触れて確かめる。それぞれの動脈で触れないと収縮期血圧が80 mmHg以下、70 mmHg以下、60 mmHg以下といわれている。血圧が保てていても心拍数が120 beats/min以上の場合はショック状態を考える。

2）CT検査を行う（×）

まずはバイタルサインを評価して安定させることを優先する。バイタルサインが安定していない状態でCT撮影中に心肺停止になると救命困難となる。

3. 多発外傷の初期対応と管理　027

表1 ABCDE アプローチ

A	Airway	気道評価
B	Breathing	呼吸評価
C	Circulation	循環評価
D	Dysfunction of CNS	生命を脅かす中枢神経障害の評価
E	Exposure and Environmental Control	脱衣と体温管理

3）意識レベルの確認を行う（○）

頭部外傷による頭蓋内占拠性病変の可能性を考え、意識レベル、瞳孔所見、片麻痺などから推察する。この評価は呼吸機能や血行動態の安定を図りながら行う。

4）呼吸の有無、様式を確認する（○）

酸素投与を行い、気道閉塞の有無を調べる。呼吸の状態をみて、音を聴いて、空気の出入りを感じる。陥没呼吸やシーソー呼吸、気管牽引は上気道閉塞のサインとなる。

5）静脈路の確保を行う（○）

上肢への太い末梢路を確保する。骨盤や下大静脈の損傷を疑うときは下肢からの末梢路は極力避ける。四肢の静脈路確保が難しいときは骨髄内輸液路や中心静脈路を確保する。静脈路の確保と同時に採血し、血算、電解質、生化学検査を行い、輸血のための血液型や交差試験を行う。

救急外来に到着した患者に声をかけて反応をみて脈を触れ、意識レベル、呼吸様式、顔色、主訴、麻痺、血行動態が大まかにとらえる。まずはABCDEのアプローチから（表1）primary surveyを行い、異常を認めた場合はただちに蘇生を行う。本稿では"心肺蘇生と救急心血管治療のためのガイドライン2015[1]"にそって対応していく。

薬物投与、輸液、輸血を行うためには太い静脈路は不可欠となる。18 G以上、できれば16 Gや14 Gの静脈路を2本以上確保する。どうしても確保できない場合は骨髄路を確保する。原因究明を急ぐあまりCT検査をすぐに行うのは危険である。バイタルサインを評価して安定させないとCT撮影中に急変する可能性もある。CT室は蘇生設備

も不十分なため急変対応、心肺蘇生に不向きなことが多い。

まずは primary survey の ABCDE から！

症例経過 2

　血圧は 150/90 mmHg で心拍数は 110 beats/min、SpO_2 93%（room air）心電図は洞調律であった。意識レベルは不穏で、痛みに対して反応する。呼吸は弱く陥没呼吸を行っている。18 G で静脈路を確保した。気道閉塞徴候を認めるため気管挿管を試みることにした。

設問

次に行うことは何か。（○△×）をつけよ。
1) 下顎を挙上して気道を確保する
2) 頭部をできるかぎり後屈する
3) ビデオ喉頭鏡または気管支ファイバースコープを用いる
4) 経鼻挿管を行う
5) 気胸がないかを確認する

1) **下顎を挙上して気道を確保する（○）**
　頸椎カラーで気道確保が困難な場合は、用手的に正中中間位で頭部を保持して、頸椎カラーの前面を外す。
2) **頭部をできるかぎり後屈する（×）**
　頭部後屈は脊髄を損傷する危険性があるため行わない。
3) **ビデオ喉頭鏡または気管支ファイバースコープを用いる（○）**
　口腔内に血液やその他の分泌物がある場合は吸引を行い、ビデオ喉頭鏡または気管支ファイバーを用いることで頸椎へ愛護的に挿管できる。
4) **経鼻挿管を行う（△）**
　頭蓋底骨折や上顎骨折が否定できていない。顔面に損傷がある場合や髄液鼻漏を起こしている場合に経鼻挿管は禁忌となる。

5）気胸がないかを確認する（○）

　気管挿管を行うと陽圧換気となるため、気胸があると緊張性気胸を起こす可能性があり、挿管前には確認を行う。

　初療時の外傷患者には頸椎損傷があるものとして頸部や頸椎は愛護的に扱う。Primary survey と蘇生中は不用意な頸椎の動揺を起こさないように頸椎保護を行う。しかし、どうしても気道確保できない場合は、気道確保のほうが頸椎保護よりも優先される。

　挿管時には胃内容物が逆流して気管内流入を起こさないように注意する必要があり輪状軟骨圧迫を行う。気管挿管を行う場合は胃内容物について患者の家人や知人に確認しておく。最終食事が6時間前でも、受傷した時間が食後2時間なら、受傷後は消化管運動が停滞するため、胃内容物は減少してないと考える。

外傷患者の頸部や頸椎は愛護的に扱う！

症例経過3

　気管挿管後、血圧 150/80 mmHg、心拍数 110 beats/min、SpO_2 100%とバイタルサインは安定している。下腿に開放骨折を認めたため、外固定手術を行いたいと考えたが、血圧が徐々に低下し 60/30 mmHg、心拍数 135 beats/min と上昇した。

■■■ 設　問 ■■■

次に行うことは何か。（○△×）をつけよ。
1）FAST を行う
2）CT 検査を行う
3）輸液負荷検査を行う
4）Golden hour を守るためすぐに手術を開始する
5）X 線検査を行う

1）FAST を行う（○）

FAST（focused assessment with sonography for trauma）を行い、心囊液貯留、気胸、血胸、腹腔内出血の有無を確認する。

2）CT 検査を行う（×）

Primary survey で状態が安定してから行う。頭蓋内占拠性病変、気胸、血胸、内臓損傷、骨折などを検索する。

3）輸液負荷検査を行う（○）

血行動態を安定させるために輸液を行う。

4）Golden hour を守るためすぐに手術を開始する（×）

開放創の感染のリスクを低く抑え、極力安全に縫合できるのは受傷後 6～8 時間以内（golden hour）といわれている。しかし、その他の部位の傷害がないかを検索することが優先される。

5）X 線検査を行う（○）

胸部や骨盤 X 線検査は初療室でポータブル撮影を行う。血行動態に異常がある場合、意識障害や高エネルギー外傷では X 線撮影し、気胸、皮下気腫、骨盤骨折の有無を確認する。

ショックのときはまず細胞外液を 1,000～2,000 mL 急速に輸液して血圧の安定化を図る。同時にショックの原因を検索する。ショックの約 90％は出血によるものである。

開放骨折部からの出血がショックの原因と考えることもできるが、そのほかにも原因がないかを考える。原因がある場合は開放骨折の処置よりも優先して治療する。

出血の確認には初療室で簡便に行える FAST が有用である（図 1）[1]。心囊、胸腔、腹腔の液体貯留や気胸を迅速に検索できる。ショックの原因となる大量血胸や腹腔内出血、心タンポナーデの検索が可能である。最初に液体貯留を認めなくても必ず時間をおいて再評価し、繰り返して行うことが重要である。

X 線検査は胸部や骨盤部の X 線は蘇生の指針となるため初療室でポータブル撮影を行う。ABCD のどれかに異常があればルーチンで行う。

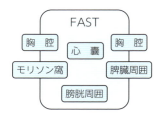

図1　FASTによる検索
〔日本外傷学会外傷初期診療ガイドライン改定第5版編集委員会. 外傷初期診療ガイドブックJATEC（改定第5版）. 東京：へるす出版；2016より引用〕

バイタル安定化が第一！
次に原因検索！

症例経過 4

　輸液負荷を行い血圧 90/60 mmHg、心拍数 80 beats/min と安定してきた。ヘモグロビン（Hb）6.7 g/dL、ヘマトクリット（Hct）28.6％と貧血を認め、輸血をオーダーした。FAST では心嚢液貯留軽度、気胸や血胸は認めなかったが、腹腔内出血を認めた。X 線検査では気胸を認めなかったが、骨盤骨折を認めた。

■■■ 設　問 ■■■

次に行うことは何か。（○△×）をつけよ。
　1）創外固定を行う
　2）経カテーテル動脈塞栓術（TAE）による止血を行う
　3）下腿骨折の手術を優先する
　4）骨盤パッキングを行う
　5）CT 検査を行う

1）創外固定を行う（○）
　骨折面同士を合わせて骨髄性の出血を抑制できる。また、骨盤輪の安定化により凝血塊が不動化することで止血が得られやすくなる。

2）TAE による止血を行う（○）

　経カテーテル動脈塞栓術（transcatheter arterial embolization：TAE）は、動脈性の出血を高確率で止血することができる。しかし、手技に時間がかかることや、その他の処置を並行して行うことが困難となる。

3）下腿骨折の手術を優先する（×）

　骨盤骨折による出血がショックの原因と考えられるため、まずは骨盤骨折の治療を優先する。

4）骨盤パッキングを行う（○）

　後腹膜腔へ直接的に圧迫止血する。確実な骨盤外固定と併用することで止血効果が高まる。

5）CT 検査を行う（○）

　バイタルサインが安定していれば CT 検査を行う。骨盤骨折の 3 次元構造を明らかにでき、血腫の大きさや活動性出血の場所などが確認できる。また、各臓器の損傷も確認できる。

　骨盤骨折は多発外傷の 25％ に合併する。鈍的外傷患者で出血性ショックを合併していれば、骨盤骨折の可能性を念頭に置き初期診療にあたる。骨盤の X 線検査で不安定型骨折を認め、出血性ショックの原因の一つとして考えられるなら、外固定で安定化し、さらに TAE による止血を考慮していく。バイタルサインが安定化したところで、膀胱・尿道の損傷や、生殖器、直腸、神経損傷についても精査していく。

出血性ショックの鈍的外傷では骨盤骨折を疑う！
骨盤骨折は出血性ショックの鑑別として重要！

症例経過 5

　救急外来で、骨盤骨折に対する創外固定を行ったところ、バイタルサインは、血圧 110/60 mmHg、心拍数 95 beats/min と回復した。手術室にて下腿の開放骨折に対しデブリドマンと外固定を行うこととなった。全身麻酔はレミフェンタニル、ロクロニウム、セボフルランで行った。手術開始 20 分後に出血はみられないが、血圧が徐々に低下し 65/40 mmHg、心拍数 125 beats/min となった。頸静脈怒張を認める。

設問

次に行うことは何か。(○△×)をつけよ。
1) カテコールアミンを投与・増量する
2) 輸液を行う
3) FAST を行う
4) 呼吸状態を確認する
5) 再度 X 線検査を行う

---

1) **カテコールアミンを投与・増量する（○）**
　対処療法とはなるが、血圧の低下をおさえることができる。

2) **輸液を行う（○）**
　輸液にて血圧の安定化を図る。

3) **FAST を行う（○）**
　心囊液貯留、気胸、血胸、腹腔内出血の有無を再度確認する。

4) **呼吸状態を確認する（○）**
　緊張性気胸が起こっている場合、気道内圧の持続的な上昇を認める。

5) **再度 X 線検査を行う（○）**
　緊張性気胸の診断に有効である。

　バイタルサインは一度安定しても、何度も崩れる。その都度原因検索を行うことが重要である。まずは昇圧薬や輸液にてバイタルサインの安定化を行い、原因を検索する。小さな出血源からの出血では、すぐにはみつけることができないものもあるため、初診時には確認できなくても、バイタルサインが崩れた場合はその原因を系統的に鑑別す

る。頸静脈怒張所見では心タンポナーデか緊張性気胸を疑うが、気道内圧の持続的上昇から緊張性気胸が疑わしい。

　心タンポナーデは心嚢腔圧が上昇することで心室の拡張が抑制され、1回心拍出量が低下し、血圧が低下する。代償的に心拍数を増加して心拍出量を保とうとする。心タンポナーデはFASTで確認することができる。

　また、人工呼吸器による陽圧換気を行っているため、緊張性気胸の可能性も考える。胸部を聴診し左右差がないか確認する。人工呼吸器のモニターを確認して、1回換気量、気道内圧から緊張性気胸を示す所見がないか確認する。緊張性気胸では、量規定呼吸の場合は気道内圧が上昇、圧規定呼吸の場合は1換気量が減少する。緊張性気胸を疑った場合には、胸部X線検査による診断を待たずに、速やかな胸腔ドレナージを施行する。

 多発外傷患者では、バイタルサインは何度も崩れることがある！その都度原因検索を！

本症例のポイント
① 多発外傷では、バイタルサインの継続的なチェックが必要
② 多発外傷では、ABCDEアプローチで全身評価が必要
③ 多発外傷の気道確保では、頸椎損傷とフルストマックに注意

【文　献】
1) 日本外傷学会外傷初期診療ガイドライン改定第5版編集委員会．外傷初期診療ガイドブックJATEC(改定第5版)．東京：へるす出版；2016．

（佐野　博昭、駒澤　伸泰、南　敏明）

第Ⅱ章 脳神経外科麻酔

4 脳腫瘍

Key Words
誘発電位
高カリウム血症
カフリークテスト

症例経過 1

　65歳、男性、身長160 cm、体重95 kg。眩暈・耳鳴りを主訴に受診した。検査の結果、右小脳橋角部の腫瘍と診断され、腫瘍摘出術が予定された。高血圧のため、カルシウム拮抗薬とアンジオテンシン受容体拮抗薬（angiotensin receptor blocker：ARB）を服用している。術前診察時に、家人より就寝中のいびきと短時間の呼吸停止を指摘された。手術は腹臥位とし、運動誘発電位、聴性脳幹反応と顔面神経モニターを使用する予定である。

設　問

麻酔導入時に考えておくことは何か。（○△×）をつけよ。
1）マスク換気困難が予想される
2）導入までに十分な酸素投与を行う
3）導入時にランプポジション（ramped position）が有用である
4）人手を確保しておく
5）意識下挿管についての説明を行う

解説

1）マスク換気困難が予想される（○）
　本症例は肥満指数（body mass index：BMI）37と肥満患者であり、問診より睡眠時無呼吸の存在が疑われる。睡眠時無呼吸では気道確保困難となる可能性が高い。

2）導入までに十分な酸素投与を行う（○）
　肥満者では呼吸予備量が減少しているため、正常成人よりも無呼吸状態後に酸素飽和度が低下するまでの時間が早く、酸素投与を行っても効果持続時間が短い。

表1 術前評価での危険因子

- マランパチ　3または4
- 短い甲状頤間距離
- 太い首
- BMI　30 kg/m²以上
- 下顎前方移動制限
- 頸椎の不安定性・可動制限
- 歯牙
- 睡眠時無呼吸
- 頸部放射線照射後・頸部腫瘍
- 男性
- 46歳以上
- あごひげ

3）導入時にランプポジション（ramped position）が有用である（◯）

　仰臥位での換気不良に対して背枕や枕を詰めて上半身を挙上位にすることで換気が改善することも多く、気管挿管にも有利になる。

4）人手を確保しておく（◯）

　気道確保困難に備え人手を確保しておくのがよい。

5）意識下挿管についての説明を行う（△）

　必ずしも初めから意識下挿管を行うことはないが、可能性は常に考えておく。

　肥満患者の導入には気道確保困難を伴うことが多いため術前の十分な気道評価と対応策を準備することが重要である（表1）。

　特に本症例のように睡眠時無呼吸が存在している患者ではマスク換気困難・気管挿管困難の危険度が上昇する。

　上気道が閉塞しており、気道内圧の増加がみられず、片手でのフェイスマスク換気が困難な場合はもう1人応援を呼び、1人が両手でマスクを保持し、もう1人がバッグを押す方法や麻酔器を圧規定換気モードに設定（設定圧 15 cmH₂O）し、両手でマスクを保持して換気を行う方法があり、換気状態の改善が期待できる。

 肥満患者では術前の気道評価を十分に！

症例経過 2

麻酔導入時、マスク換気不良のため、他の麻酔科医の協力を得て二人法で換気を行った。マッキントッシュ型喉頭鏡ではコルマックグレード 3 であった。マックグラスを使用することでグレード 1 に改善し、気管挿管した。

設問

本症例での麻酔維持について注意する点は何か。（○△×）をつけよ。
1）麻酔は全静脈麻酔（TIVA）で維持する
2）吸入麻酔薬は聴性脳幹反応に影響する
3）筋弛緩薬の使用は控える
4）鎮痛を十分に行う
5）Bispectral index（BIS）モニターを使用し麻酔深度を適切に保つ

1）麻酔は TIVA で維持する（○）

吸入麻酔薬は運動誘発電位（motor evoked potential：MEP）の振幅を著しく阻害するので通常全静脈麻酔（total intravenous anesthesia：TIVA）で麻酔を維持する。

2）吸入麻酔薬は聴性脳幹反応に影響する（×）

聴性脳幹反応（auditory brainstem response：ABR）は吸入麻酔薬を含む麻酔薬の影響を受けにくい。

3）筋弛緩薬の使用は控える（○）

MEP は経頭蓋あるいは、脳表から運動野を刺激して末梢筋の複合筋活動電位を記録する。顔面神経モニターは術野から電気刺激して眼輪筋や口輪筋の筋活動電位を記録することで顔面神経を同定する。どちらも筋弛緩薬の使用は控える必要がある。

4）鎮痛を十分に行う（○）

有害刺激による血圧上昇や体動を防ぐために鎮痛は十分に行う。特に本症例では筋弛緩薬の使用を制限しており、体動を防ぐためにも鎮痛は重要である。レミフェンタニルを十分使用するほか、ピン固定部や創部への局所浸潤麻酔も考慮する。

表2　脳神経モニターに与える影響

	MEP	SEP	ABR
吸入麻酔薬・亜酸化窒素	抑制　大	抑制　大	抑制　なし
プロポフォール	抑制　小（用量依存性）	抑制　小	抑制　なし
筋弛緩薬	抑制　大	抑制　なし	抑制　なし
麻　薬	抑制　小	抑制　小	抑制　なし

SEP：somatosensory evoked potential（体性感覚誘発電位），ABR：auditory brainstem response（聴性脳幹反応）

5）BISモニターを使用し麻酔深度を適切に保つ（○）

　術野が近いため使用が制限されることもあるが、術中覚醒防止に備えBISモニターの使用が望ましい。体位変換を伴う手術では静脈ラインの屈曲・接続の緩みなどが起こりうるため体位変換後に各部分の確認を行う。

　脳神経外科、脊椎・脊髄手術、胸腹部大動脈瘤の手術中の神経機能経路を評価し、術後の機能障害を回避する目的で誘発電位モニタリングを併用する。

　本症例では、MEPと顔面神経モニターを併用するため、TIVAで筋弛緩薬の使用を制限した麻酔で維持した。

脳神経モニターの特性にあった麻酔法を習得しよう！（表2）

症例経過3

　術中、術者から「脳が腫脹している」との情報があり、マンニトール投与を依頼された。投与してから30分経過時に図1のような心電図波形がみられた。

■■■ 設　問 ■■■

考えられることは何か。（○△×）をつけよ。
　1）高カリウム血症

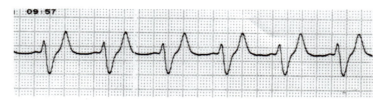

図1　症例経過3：心電図

表3　高カリウム血症時の心電図の変化

初期の心電図変化	尖鋭性T波（テント波）
中等度	P波平坦化 PR感覚延長（1度AVブロック） QRS幅の拡大 深いS波
重度	サインカーブ様カーブ 心室補充リズム 心静止

2）心筋虚血
3）ヘモグロビン（Hb）の低下
4）急性腎不全

1）高カリウム血症（○）
　心電図よりテント状ST波形とQRS幅の拡大を認め、高カリウム血症が疑われる（表3）。
2）心筋虚血（○）
　血栓性の急性冠症候群（acute coronary syndrome：ACS）などが生じた場合や、貧血、静脈空気塞栓症などにより生じうる。
3）Hbの低下（○）
　出血量が増えた結果、貧血となり虚血性心筋症が生じた可能性がある。
4）急性腎不全（○）
　脳腫瘍の輸液管理では脳浮腫予防のため輸液投与量を減じることが多い。このため循環血漿量が低下し、腎機能障害を起こしうる。また、肥満自体も腎機能低下の原因となるという報告もある。

表4 脳圧・容積を下げる方法

過剰輸液を避ける	脳代謝抑制（バルビツレート）	頭低位や過度な頸部回旋の回避	脳葉切除
浸透圧利尿薬投与	軽度過換気	頭部挙上	
脳脊髄液ドレナージ	十分な麻酔深度	PEEPを下げる	
平均動脈圧を下げる	十分な鎮痛	適切な酸素化	

PEEP : positive end-expiratory pressure（呼気終末陽圧）

脳腫瘍に限らず、開頭手術では頭蓋内圧（intracranial pressure：ICP）を適度に低下させながら虚血から脳組織を保護することに力が注がれる（表4）。

ICPを低下させる最も一般的な方法として、マンニトール投与と過換気での呼吸管理が挙げられる。マンニトールは他の利尿薬よりも迅速に効果を発現するため、最も一般的に使用される。使用法はD-マンニトールとして0.25～1.0 g/kg/回を30～60分かけて点滴静注する。

マンニトールは、強制利尿による水・電解質異常や腎機能障害を起こしやすく、特に血中カリウムについては時に投与後の高カリウム血症が報告されている[1]。マンニトール投与により血漿浸透圧が上昇することで細胞内液が移動し、これに伴い細胞内のカリウムが細胞外に移動するためとする説や、代謝性アシドーシスの関与などが考えられている。

また、マンニトールは膠質浸透圧液のため、心肺機能低下のある患者に急速投与すると心不全や肺水腫を来すことがあるため注意が必要である。

マンニトール使用時には高カリウム血症に注意する！

症例経過 4

ただちに行った血液ガス分析の結果 pH 7.129、BE－8 mEq/L、ナトリウム 121mEq/L、カリウム 7.2 mEq/L であった。12 誘導心電図の結果、心筋虚血は否定的であった。

■■■ 設 問 ■■■

治療はどうするか。（○△×）をつけよ。
1）輸液をカリウムフリーのものに変更
2）グルコン酸カルシウム投与
3）グルコース・インスリン（G-I）療法
4）炭酸水素ナトリウム（メイロン）投与
5）マンニトールの追加投与

1）輸液をカリウムフリーのものに変更（○）
　カリウム負荷を避けるために生理食塩液などのカリウムを含まない輸液に変更する。
2）グルコン酸カルシウム投与（○）
　心筋膜安定化作用により心室細動を予防する。
3）G-I 療法（○）
　細胞内にカリウムをシフトさせる。ブドウ糖 25 g（50％ブドウ糖液 50 mL）＋レギュラーインスリン 10 単位を 15～30 分かけて投与する。
4）炭酸水素ナトリウム（メイロン）投与（○）
　中程度カリウム値上昇（6～7 mEq/L）がみられたとき 50 mEq を 5 分かけて静注する。
5）マンニトールの追加投与（×）
　原因に関与が疑われる薬物は中止するのが妥当である。

　高カリウム血症による致命的な不整脈を回避するため、原因と高カリウムに伴う心電図変化を知っておく。

高カリウム血症の診断と治療を学ぼう！（表 5）
対応は素早く！

表5 高カリウム血症の治療

軽度濃度上昇 (5～6 mEq/L)	・利尿薬：フロセミド 20～40 mg 静注 ・樹脂類：ケイキサレート 15～30 g を 20％のソルビトール 50～100 mL に溶かし経口または腸注する
中等度上昇 (6～7 mEq/L)	・ブドウ糖とインスリン：ブドウ糖 25 g（50％ブドウ糖液 50 mL）とレギュラーインスリン 10 単位を 15～30 分かけて静注 ・炭酸水素ナトリウム（メイロン）：50 mEq を 5 分かけて静注
重度上昇 (7 mEq/L 以上で心電図変化を伴う)	・グルクロン酸カルシウム：5～10 mL を 2～5 分で静注 ・炭酸水素ナトリウム：50 mEq を 5 分かけて静注 ・ブドウ糖とインスリン：ブドウ糖 25 g（50％ブドウ糖液 50 mL）とレギュラーインスリン 10 単位を 15～30 分かけて静注 ・利尿薬：フロセミド 40～80 mg 静注 ・樹脂類：ケイキサレート 15～30 g を 20％のソルビトール 50～100 mL に溶かし経口または腸注する ・透析の導入

症例経過 5

G-I 療法により、カリウム値が下がり手術を再開した。その後特に問題なく手術を終了した。手術時間は 12 時間 20 分、出血量は 1,200 g、輸血量は 3,860 mL であった。抜管前の血液ガス分析の結果は、pH 7.29、Pa_{CO_2} 55 mmHg、Pa_{O_2} 186 mmHg、BE－3.4 mEq/L、乳酸値 3.7（F_{IO_2} 1.0）、患者の顔面は浮腫状であるが、術者は覚醒・抜管を希望している。

設問

行うべき対応は何か。（○△×）をつけよ。

1) そのまま抜管する
2) カフリークテストを行う
3) 挿管のまま病棟へ退室を提案する

1) そのまま抜管する（×）

　肥満・挿管困難・長時間手術・浮腫の存在などの条件から安易に抜管するのは危険である。

2) カフリークテストを行う（○）

　長時間の腹臥位手術後の上気道は術前より浮腫状であることが予想され、気道が開存しているかの確認が重要である。

　評価の一方法としてカフリークテストを行う。

3）挿管のまま病棟へ退室を提案する（○）

導入時の挿管困難、患者因子、長時間手術、血液ガス分析の結果などから抜管後再挿管になる可能性が考えられ、再挿管は困難が予想されるため、翌日十分に覚醒させてから抜管を試みるほうが安全であろう。

本症例のように肥満者の長時間の手術では、しばしば術後抜管のタイミングが問題となる。

仰臥位では問題になりにくいが、腹臥位では口腔内〜上気道に浮腫が生じることから、抜管の判断が重要なポイントとなる。

腹臥位で行った手術のなかでも、特に肥満者で睡眠時無呼吸の存在が示唆されるような場合や導入〜挿管時に困難を伴った場合は再挿管時により困難となる可能性が高まるため、抜管にはより慎重な判断を要する。

一般的に、抜管する際には、
① 換気能力
② 酸素化能力
③ 上気道開存性維持

について評価する。これらを評価するにはある程度覚醒して意思疎通が図れ、かつ筋弛緩がリバースされた状態で、

- 換気量（1回換気量・分時換気量を含む）が十分
- 呼吸パターンは、呼吸補助筋を過剰に使った努力性呼吸がみられない・奇異性呼吸がない。
- SpO_2 が90％以上保たれる。
- 頻呼吸でない（≧30回）。
- バイタルがある程度安定している（高血圧・頻脈でない）。
- 血液ガス分析でアシドーシスでない、酸素化が十分である。二酸化炭素が吐けている。
- カフリークテストが陰性

などの観察項目を満たしているようであれば抜管を試みる。

抜管後も呼吸や意識状態の観察と評価を十分に行い、病室やICUに

送っても大丈夫かを判断することになる。

　特に本症例のように術中の手技による影響が大きい手術では、術者からすれば新たな症状が出現していないか非常に気になるため、覚醒・抜管を打診してくることがある。
　この患者のように、肥満・睡眠時無呼吸・腹臥位での長時間手術と悪条件の重なった手術ではこれに応じるか迷うときもあるが、安易に抜管してしまうと、上級医や応援のいない状態で挿管困難に対応しなければならなくなることにもなりかねない。
　この場合は、挿管困難の事実や再挿管時の危険性を考え合わせると、翌日以降の抜管とするべきである。

 十分な評価と慎重な抜管への心構えが大切！

本症例のポイント

　長時間の脳神経外科手術ではいろいろな合併症が起こりうる。また、電気生理学的検査のために麻酔法も制限される。
　外科医に手術のしやすい環境を提供しながら、患者に安全な麻酔管理を心掛けたい。

【文　献】

1) 五十州剛, 管桂一, 藤井真行. マンニトールが原因と考えられた高カリウム血症の高齢者2症例. 日臨麻会誌 2001；21：447-50.

（荒井　恭子、森本　康裕）

第Ⅱ章 脳神経外科麻酔

5 外傷性硬膜下血腫

Key Words
脳出血
頭蓋内圧亢進
意識障害

症例経過 １

65歳、女性、165 cm、55 kg、血液型B型＋。30分前に転倒して頭部強打後、意識障害を来して、救急車で搬送された。来院時のバイタルサインは、血圧220/110 mmHg、心拍数56 beats/min、普通の呼びかけで開眼するが、理解不明の声を出しており、痛みの部位は認識可能であった。頭部CT検査で急性硬膜下血腫が疑われ、ただちに開頭血腫除去術が予定された。

設問

この患者におけるグラスゴー昏睡尺度（Glasgow coma scale：GCS）による意識障害の程度は何点か。（○△×）をつけよ。

1）4点
2）8点
3）10点
4）13点
5）16点

3）10点（○）

GCSはEVMすなわち、eye（開眼）、verbal（発語）、motor（運動機能）の3項目で意識障害を評価する方法である（表1）。本症例の場合、呼びかけによる開眼のためEは3点、理解不明の声でVは2点、痛みの部位は認識可能で5点で10点である。

設問

この患者における日本式昏睡尺度（Japan coma scale：JCS）による意識障

表1　GCSによる意識障害の評価

A．開眼：E (eyes open)	自発的に (spontaneous)	4
	音声により (to sound)	3
	疼痛により (to pain)	2
	開眼せず (never)	1
B．発語：V (best verbal response)	指南力良好 (orientated)	5
	会話混乱 (confused conversation)	4
	言語混乱 (inappropriate words)	3
	理解不明の声 (incomprehensible sounds)	2
	発語せず (none)	1
C．運動機能：M (best motor response)	命令に従う (obeys commands)	6
	疼痛部認識可能 (localize pain)	5
	四肢屈曲反応 (flexion)	
	逃避 (withdrawal)	4
	異常 (abnormal)	3
	四肢伸展反応 (extension)	2
	全く動かず (none)	1

害の程度に最も近いものはどれか。(○△×) をつけよ。

1）Ⅰ-1
2）Ⅰ-2
3）Ⅰ-3
4）Ⅱ-1
5）Ⅲ-3

4）Ⅱ-1（○）

　表2のとおり、意識清明ではなく、刺激に応じて一時的に覚醒するためⅡに入ると考えられる。開眼に大声や痛み刺激を必要とせず、普通の呼びかけで答えるため、Ⅱ-1が最も近い。

緊急脳神経外科手術では意識障害レベルの把握が大切！

表2 JCSによる意識障害の評価

Ⅰ．覚醒している（1桁の点数で表現）：自発的に開眼
　0　意識清明
　1（Ⅰ-1）見当識は保たれているが意識清明ではない
　2（Ⅰ-2）見当識障害がある
　3（Ⅰ-3）自分の名前・生年月日が言えない

Ⅱ．刺激に応じて一時的に覚醒する（2桁の点数で表現）：刺激で開眼
　10（Ⅱ-1）普通の呼びかけで開眼する
　20（Ⅱ-2）大声で呼びかけたり，強く揺するなどで開眼する
　30（Ⅱ-3）痛み刺激を加えつつ，呼びかけを続けると辛うじて開眼する

Ⅲ．刺激しても覚醒しない（3桁の点数で表現）：刺激で開眼せず
　100（Ⅲ-1）痛みに対して払いのけるなどの動作をする
　200（Ⅲ-2）痛み刺激で手足を動かしたり，顔をしかめたりする
　300（Ⅲ-3）痛み刺激に対し全く反応しない

症例経過 2

　麻酔科医はただちに術前訪問を行った。脳神経外科レジデントより15分後の入室時までに行うべき対応について指示の依頼があった。

設問

この時点で行うべき対応は何か。（○△×）をつけよ。

1）降圧薬投与
2）静脈路確保
3）橈骨動脈ライン確保
4）輸血のオーダー

1）降圧薬投与（○）
　血圧上昇により出血量増加が予測されるため降圧薬投与を依頼する。ただし、重症例において過剰な降圧は脳灌流圧の低下をまねくため慎重に投与すべきである。

2）静脈路確保（○）
　手術中に大量輸液や輸血が必要となる可能性がある。余裕があれば太い静脈路あるいは中心静脈ルートが欲しい。

3）橈骨動脈ライン確保（○）
　麻酔導入時、開頭時に血圧変動の可能性がある。手術室入室後は速

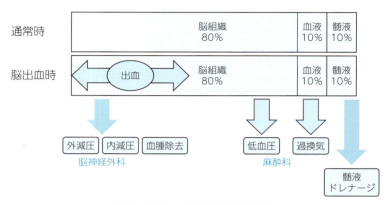

図1　脳出血時の頭蓋内圧管理

表3　脳血流維持の基本

- 脳灌流圧
  ＝平均動脈圧－頭蓋内圧 or 中心静脈圧
  　（頭蓋内圧と中心静脈圧の高いほう）
- 脳血流量は心拍出量の15％
- 酸素消費量は約45 mL/minで全身の約20％
- 体温が1℃下がるごとに脳代謝は7％低下

やかに手術を開始したいので可能であれば術前に動脈ラインを確保しておいてもらうとよい。

4）輸血のオーダー（○）

出血が多い場合は輸血が必要になる。

脳卒中は、脳梗塞と脳出血に大別されるが、米国心臓協会（American Heart Association：AHA）の二次救命処置ガイドラインに示されるように、迅速な搬送、迅速なCT検査による診断と治療方針の決定が重要となる。理由は神経障害を防ぎ機能予後を維持するためである。脳梗塞であれば線溶療法、脳出血であれば外科的止血術や開頭血腫除去術が適応となる（図1、表3）。手術室入室はできるだけ早く行うべきであるが、そのわずかな時間の間にも機能予後改善のための努力を行うべきである。

> **伝えたい一言**　脳出血症例の最大の目標は頭蓋内圧亢進による脳ヘルニアの予防！

症例経過 3

降圧のためにプロスタグランジン持続投与が開始され、15 分後に患者は手術室入室となった。絶飲食時間は不明である。

■設　問■

麻酔導入にあたり注意すべきこと、患者の状態と必要な対応など、この時点で行うべき対応は何か。（○△×）をつけよ。

1）急速導入を行う
2）輪状軟骨圧迫を行う
3）鎮静薬を多目に投与する
4）舌根部に局所麻酔を行う
5）心電図の ST 変化を確認する

1）急速導入を行う（×）
　絶飲食時間が不明なため、迅速導入で行うべきである。

2）輪状軟骨圧迫を行う（○）
　誤嚥の危険性がある場合、輪状軟骨圧迫を覚醒時 1 kg、就眠後 3 kg で行うべきである。

3）鎮静薬を多目に投与する（△）

4）舌根部に局所麻酔を行う（○）
　気管挿管時の血圧上昇は脳圧亢進につながるため避ける必要がある。したがって、喉頭展開刺激軽減のための舌根部局所麻酔は有効な可能性である。鎮静薬を多めに投与するよりもレミフェンタニルのようなオピオイドを十分投与することが有効である。

5）心電図の ST 変化を確認する（○）
　脳出血時は心電図が ST 上昇することもあり、全身麻酔導入前の心電図を確認する必要がある。

緊急手術であり、絶飲食時間が不明な場合は輪状軟骨圧迫下の迅速導入を行うのが定石である。しかし、頭蓋内圧亢進時の全身麻酔導入は循環の観点からも非常に注意が必要である。通常量の麻酔薬でも過剰な血圧低下を来す可能性もあるが、気管挿管による刺激で脳圧亢進につながる可能性もある。さまざまな要素を考慮しつつ、循環に影響を及ぼさない迅速かつ安全な気管挿管を心掛けるべきである。舌根・咽頭部局所麻酔やビデオ喉頭鏡の使用も脳圧亢進を予防する観点から有効である。

伝えたい一言　気管挿管は眼圧・脳圧を上昇させるが、過剰な鎮静・鎮痛薬投与は高度低血圧を来すため注意が必要！

症例経過 4

　全身麻酔導入し麻酔はプロポフォール-レミフェンタニルによる全静脈麻酔で維持した。$Paco_2$を 35 mmHg と軽度過換気とした。手術を開始して、開頭、硬膜切開後脳が腫脹してきた。

■■■ 設　問 ■■■

この時点で行うべき対応は何か。（○△×）をつけよ。
1）浸透圧利尿薬の投与
2）頭高位とする
3）プロポフォール投与量を増やす
4）さらに過換気とする
5）脳室ドレナージを行う

1）浸透圧利尿薬の投与（○）
　　脳腫脹に対する第一選択となる。
2）頭高位とする（○）
　　脳圧を下げ静脈還流を促進できる可能性がある。

3）プロポフォール投与量を増やす（△）

血圧低下のリスクを念頭に置き慎重に行う。

4）さらに過換気とする（△）

脳血流量の過剰低下の可能性があり慎重に行う。

5）脳室ドレナージを行う（○）

アプローチできれば有効である。

 脳出血時の頭蓋内圧管理は「脳組織」「血液」「髄液」の3つを意識してバランス良く行おう！

■■ 本症例のポイント ■■

脳腫脹による頭蓋内圧亢進への対応には、まず原因の把握が必要である。過換気により脳圧低下が期待できるが、過剰になると脳血流抑制のリスクが現れるためバランスが大切である。マンニトールなどの浸透圧利尿薬、麻酔深度、過換気を総合的に組み合わせて、脳保護を意識する。

（宮崎　有、駒澤　伸泰、南　敏明）

第Ⅲ章 呼吸器外科麻酔

6 分離肺換気困難時の対応

Key Words
禁煙
分離肺換気
酸素化

症例経過 1

　82歳、男性、165 cm、85 kg。健診のX線検査で胸部異常陰影、胸部CT検査で腫瘍性疾患を疑い、気管支鏡で肺がんと診断され胸腔鏡下下葉切除が予定された。1日50本（62年）の喫煙歴があり現在も継続中である。既往歴に慢性閉塞性肺疾患(chronic obstructive pulmonary disease：COPD) と間質性肺炎と診断されているが投薬治療は行われていない。スパイログラムでは1秒率54％と低下を認めた。日常生活動作は1 kmほど歩くと息切れがする程度で身のまわりのことは自分でできている。手術2週間前に呼吸器外科より術前コンサルトされ、術前検討が申し込まれた。

■ 設 問 ■

この時点で行うべき対応は何か。（○△×）をつけよ。
1）徹底した禁煙指導を行う
2）気管支拡張薬投与を依頼する
3）術前呼吸器リハビリテーションを依頼する
4）食事療法による減量を指導する
5）歯科口腔外科に口腔ケアを依頼する

1）徹底した禁煙指導を行う（○）
　日本麻酔科学会の"禁煙ガイドライン"は術前のあらゆる段階での禁煙を推奨している。

2）気管支拡張薬投与を依頼する（△）
　β管作動薬などの気管支拡張投与薬が有効な可能性もある。

3）術前呼吸器リハビリテーションを依頼する（○）
　術前の呼吸器リハビリテーションは術後の心肺機能維持に有効な可

表1　呼吸器外科の術前処置

- 最低2週間以上の禁煙（COPD自体は治らないが肺機能は回復する）
- 術前$β_2$作動薬吸入（チオトロピウム）
- 口腔ケア（微小誤嚥予防）
- 術前リハビリテーション（呼吸器リハビリ）

能性がある。

4）食事療法による減量を指導する（△）

2週間という期間で減量は難しいかもしれないが、食生活栄養管理の指導が有効な可能性もある。

5）歯科口腔外科に口腔ケアを依頼する（○）

術前口腔ケアにより術後肺炎などのリスクが減少する可能性がある。

呼吸器外科手術の侵襲は大きく肺がんの好発年齢も高齢者が多いため注意を要する。術前に行える予防措置はすべて行うべきである。特に喫煙は末梢気道閉塞、無気肺などを引き起こすだけでなく、心筋梗塞などのリスクも上昇されるため、なんとしてでも中止してもらう必要がある。3日前などの直近まで禁煙が保てなかった場合手術を中止することもありえる。

さらに肺機能維持のための術前リハビリテーション、$β_2$刺激薬吸入も有効な可能性があり、口腔ケアも術後の肺炎予防などに寄与すると考えられる（表1）。

術前の禁煙は手術前のどの段階でも推奨すべきである！

症例経過 2

全身麻酔導入を空気-酸素-セボフルラン-レミフェンタニルで行った。左用分離肺換気用二腔チューブ（ダブルルーメンチューブ）挿入後、気管支ファイバースコープで位置確認を行った。側臥位に体位変換したのちに分離肺換気を開始した。分離肺換気開始20分経過したところ、SpO_2が徐々に低下して90％から上昇しない。酸素濃度は70％である。

設 問

この時点で行うべき対応は何か。（○△×）をつけよ。
1）血液ガスを評価する
2）酸素濃度を上げる
3）分時換気量を増加させる
4）気管支ファイバースコープで気管チューブの位置を確認する
5）プロポフォール持続投与の全静脈麻酔（TIVA）に切り替える

1）血液ガスを評価する（○）

PaO_2が保たれていれば問題はない。

2）酸素濃度を上げる（○）

酸素濃度を上げるのは有効だが、100％酸素は有害な可能性があるので90％にとどめるか、できるだけ短時間の使用とする。

3）分時換気量を増加させる（△）

分時換気量を増大させると過換気傾向となり、減少すると二酸化炭素蓄積が発生する。動脈血ガス分析を評価しながら対応する。

4）気管支ファイバースコープで気管チューブの位置を確認する（○）

側臥位への体位変換によりダブルルーメンチューブの位置移動が起こることが多いため確認が必要である。

5）プロポフォール持続投与のTIVAに切り替える（△）

動脈血ガス分析を評価してからの判断にはなるが、全静脈麻酔（total intravenous anesthesia：TIVA）の施行も一つの選択肢である。

分離肺換気開始後30〜60分の間に低酸素性肺血管収縮（hypoxic pulmonary vasoconstriction：HPV）が徐々に機能する。しかし、機

表2　HPVと分離肺換気

- 動脈血の酸素化を維持するためには換気血流比を適正に保つことが重要
- HPVは低酸素状態にある肺胞への肺血流を減少させることにより機能的シャントを減少させ，換気血流比を是正する機構

→分離肺換気スタート後30分くらいで最低値を取り徐々に回復することが多い（個人差が大きいため綿密な観察が必要）

能するまでの間に低酸素血症に耐えうるかどうかが一つの問題でもある。低酸素血症の原因としては、分離肺換気以外に側臥位への体位変換時に位置異常が生じることも鑑別しなくてはならない。頭部前屈でも気管チューブは深くなり、後屈では浅くなるため調整が必要である（表2）。

分離肺換気開始後30〜60分は低酸素性肺血管収縮を評価する！酸素化の改善は「人工呼吸器設定」、「酸素濃度」、「麻酔方法」変更で対応する！

症例経過3

　手術が開始され、呼吸器外科医は胸腔内の観察を開始した。麻酔方法をプロポフォールによるTIVAに切り替え、酸素濃度は90％に上昇させ、分時換気量も6 L/minに増加させた。しかし、SpO_2低下は徐々に進み分離肺換気開始45分の段階で83％であり、動脈血ガス分析でPaO_2 50 mmHg、$PaCO_2$ 34 mmHgであった。カプノグラムのパターンはやや右肩上がりである。

■■■設　問■■■

この時点で行うべき対応は何か。（○△×）をつけよ。

1）アミノフィリンの持続投与を行う
2）換気肺のリクルートメント手技を行う
3）気管支ファイバーで換気肺の喀痰吸引を行う
4）術側肺に5 cmH_2Oの持続陽圧下で酸素投与を行う
5）術側肺にジェット換気を行う

1) アミノフィリンの持続投与を行う（○）
　閉塞性障害を解除し、低酸素性肺血管収縮を増強させる可能性がある。
2) 換気肺のリクルートメント手技を行う（○）
3) 気管支ファイバーで換気肺の喀痰吸引を行う（○）
　2) と3) の2つの作業は換気肺の無気肺を予防する目的で有効である。
4) 術側肺に5cmH$_2$Oの持続陽圧下で酸素投与を行う（△）
5) 術側肺にジェット換気を行う（△）
　胸腔鏡下手術では持続陽圧下での術側肺への酸素投与やジェット換気により視野が大きく障害されるため、①吹き流し酸素、②持続陽圧下酸素投与、③ジェット換気、の順序で対応したほうが術者の理解が得られるかもしれない。

　分離肺換気中の低酸素血症に対しては換気肺の吸痰とリクルートメント手技が基本となる。その後、術側肺への酸素投与を行うのが一般的である。
　アミノフィリン以外の低酸素性肺血管収縮を増強する薬物としては、適応外であるがフルルビプロフェンやデクスメデトミジンが報告されている。特に選択的α$_2$アゴニストであるデクスメデトミジンは低酸素性肺血管収縮の増強だけでなく、覚醒時の気管内吸引や著明な咳反射の出現も抑制すると考えられ、肺気腫症例などで有効な可能性がある（表3）。

　低酸素性肺血管収縮確立後の低酸素に対しては、換気肺の無気肺解除を第一に行い、その後、低酸素性肺血管収縮に対する増強薬物や術側肺へのアプローチを行うべきである！

表3 酸素化改善のさまざまな方法

麻酔方法・薬物	・麻酔方法をガス→TIVA（プロポフォール） ・HPVを増強する薬物投与（アミノフィリン，デクスメデトミジン，フルルビプロフェン）
人工呼吸器	・換気モード 　吸気：呼気比を1：2→1：1へ（しかし，閉塞性障害患者では気道内圧上昇に注意） ・酸素濃度の上昇（100％酸素は人体へ有害な可能性）
換気肺へのアプローチ	・気管支ファイバー下の喀痰吸引 ・リクルートメント手技による無気肺解除
術側肺へのアプローチ	・術側肺へのCPAP施行 ・術側肺への高頻度ジェット換気

CPAP：continuous positive airway pressure（持続気道陽圧呼吸）

症例経過 4

　気管支ファイバーによる吸痰とリクルートメント手技およびアミノフィリン投与により，SpO_2は94％に上昇し，PaO_2も改善した。
　その後，気管分岐部のリンパ節覚醒時に突如，人工呼吸器のカプノグラム波形が乱れ，換気量が低下した。

設　問

この時点の行動として大切なことは何か。（〇△×）をつけよ。
　　1）人手を確保する
　　2）術者に換気状態の異常を伝える
　　3）ダブルルーメンチューブ先端を気管まで引き抜く
　　4）気管支ファイバースコープで位置確認を行う
　　5）ダブルルーメンチューブを抜去し声門上器具を挿入する

1）人手を確保する（〇）
　換気トラブルは重篤な予後につながることも多いため応援を確保する。

2）術者に換気状態の異常を伝える（〇）
　術操作でも気管チューブ位置異常が起こることもあるため情報を共有する。

表4　手術中の気道・呼吸トラブル

- 手術操作で気管チューブは位置変化
- 体位変化で気管チューブは位置変化
- 肺切除により出血が換気肺に進入することもある
- 手術操作で術側肺の喀痰が換気肺に進入

→吸引，位置確認
　（気管支ファイバーによる操作が必須
　　盲目的に行うと断端損傷や粘膜浮腫を起こす）

3）ダブルルーメンチューブ先端を気管まで引き抜く（△）

　分離肺換気チューブ位置異常が即時対応できない場合、気管まで戻せば換気可能となる。

4）気管支ファイバースコープで位置確認を行う（○）

　位置異常に対する修正は気管支ファイバースコープでの観察が第一である。

5）ダブルルーメンチューブを抜去し声門上器具を挿入する（×）

　上気道閉塞ではないため、換気不能だからといって声門上器具挿入は有効とは限らない。

　低酸素性肺血管収縮や体位変換、頭頸部位置変化以外で低酸素が発生する場合は、①喀痰による閉塞、②緊張性気胸、③気管チューブ位置異常、④術側肺からの血液・分泌物の換気肺への進入、が挙げられる。特に③は呼吸器外科医の気管周囲操作でも発生しうるため、情報共有が必要である。気道と肺を共有する呼吸器外科医と麻酔科医はコミュニケーションを密に取りやすいため、トラブルも早期に伝えあい方針を確認しあうことが大切である（表4）。

手術操作でも換気量や気管チューブ位置異常は発生する！

■■■**本症例のポイント**■■■

呼吸器外科領域での分離肺換気時の低酸素血症への対応は、
1. 術前からの徹底した禁煙やリハビリテーションによる予防が基本となる。

さらに、

2. 「低酸素性肺血管収縮」の確立前後で対応が大きく異なることを理解すべきである。対応法としては、①麻酔方法・薬物、②人工呼吸器、③換気肺へのアプローチ、④術側肺へのアプローチ、の順序で行うことが重要である。
3. 手術操作によっても気管チューブ位置異常が発生することもあり、気管と肺をともに扱う、すなわち「呼吸と気道をともに守る」呼吸器外科医と麻酔科医は協調して対応することが必要である。

【文献】

1) Kernan S, Rehman S, Meyer T, et al. Effects of dexmedetomidine on oxygenation during one-lung ventilation for thoracic surgery in adults. J Minim Access Surg 2011；7：227-31.
2) Chai XQ, Ma J, Xie YH, et al. Flurbiprofen axetil increases arterial oxygen partial pressure by decreasing intrapulmonary shunt in patients undergoing one-lung ventilation. J Anesth 2015；29：881-6.
3) 尾野直美, 駒澤伸泰, 葛川洋介ほか. 分離肺換気症例における麻酔科・呼吸器外科間の問診による禁煙期間の乖離の検討―低酸素血症との関連を含めて―. 麻酔 2014；63：931-3.

（駒澤　伸泰）

第Ⅲ章 呼吸器外科麻酔

7 肺動脈損傷時の対応

Key Words
肺動脈出血
危機的出血
補助循環

症例経過 1

　75歳、女性、160 cm、50 kg、血液型B型Rh＋。3ケ月前に右乳がんの手術を受けた際に、スクリーニングのCT検査から左肺に15 mmの腫瘍を指摘され胸腔鏡下左上葉切除術が予定された。糖尿病と高血圧に対して内服治療中でコントロールは良好であった。術前の血液検査に著明な異常を認めなかった。スパイログラムによる呼吸機能検査、血液ガス分析では異常を認めなかった。全身麻酔導入に問題はなかった。手術開始後、胸腔鏡下でアプローチが行われ、病変がS1、S2区域に存在することを確認した。肺静脈に近接していたため慎重に操作していたが、左肺動脈A3を処理していた際に自動吻合器で肺動脈分岐部中枢に亀裂が入り大量出血となった。

■設　問■

この時点で行うべき対応は何か。（○△×）をつけよ。
1）術者に止血を指示する
2）手術室麻酔科責任者に連絡する
3）人手を確保する
4）輸血部に連絡する
5）家族に連絡する

1）術者に止血を指示する（○）
　　圧迫止血を行いながら、迅速な開胸などを指示する必要性がある。
2）手術室麻酔科責任者に連絡する（○）
3）人手を確保する（○）

4）輸血部に連絡する（○）

　予期せぬ大量出血であるため、応援麻酔科医、看護師、臨床工学技士（ME）を得て対応する必要がある。ゆえに、麻酔科、手術室看護師リーダーへの連絡は必須である。

5）家族に連絡する（△）

　家族への連絡も大切ではあるが、人手が確保できるまでは救命第一である。

　麻酔関連偶発症例調査によると、出血は手術室内の心停止原因の約1/3を占める。日本麻酔科学会の"危機的出血ガイドライン"では「院内輸血体制の整備」と「迅速な指揮系統の確立」を最重視している（図1）[1]。危機的出血の迅速対応には、麻酔科医と術者の連携のみならず、手術室と輸血管理部門および所轄の血液センターとの連携が重要である。

 予期せぬ大量出血はどのような症例でも発生の可能性がある！

症例経過 2

　術者はただちに開胸に切り替えた。担当麻酔科医より報告を受けた当日の手術室麻酔科責任者はコマンダーとなり、ただちに大量出血を宣言した。心臓血管外科およびMEの応援を依頼した。

　コマンダーは麻酔科科長への報告を行い、輸血室へ報告およびMEに自己血回収装置の組み立てを依頼した。輸血部に即時に払い出しできるB型Rh＋の血液は4単位しかなかった。外科医は圧迫止血を図ったが数分後に心電図波形は確認できるが、動脈圧ライン波形および頸動脈触知不可能となった。

■■ 設　問 ■■

この時点で行うべき対応は何か。（○△×）をつけよ。

1）心停止状態であることを宣言する

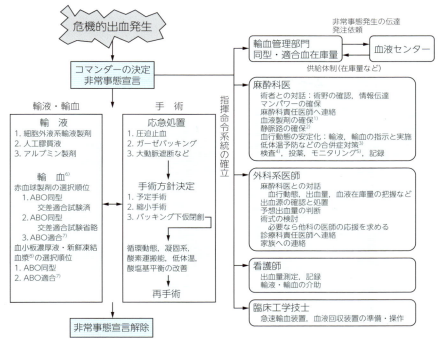

図1　危機的出血への対応ガイドライン

1）血液が確保できたら交差適合試験の結果がでる前に手術室へ搬入し,「交差適合試験未実施血」として保管する.
2）内径が太い血管カニューレをできるだけ上肢に留置する.
3）輸液製剤・血液製剤の加温. 輸液・血液加温装置, 温風対流式加温ブランケットの使用.
アシドーシスの補正, 低Ca血症, 高K血症の治療など.
4）全血球算, 電解質, Alb, 血液ガス, 凝固能など. 輸血検査用血液の採取.
5）観血的動脈圧, 中心静脈圧など.
6）照射は省略可.
7）適合試験未実施の血液, あるいは異型適合血の輸血:できれば2名以上の医師（麻酔科医と術者など）の合意で実施し診療録にその旨記載する.
8）原則として出血が外科的に制御された後に投与する.
〔日本麻酔科学会, 日本輸血・細胞治療学会. 危機的出血への対応ガイドライン. http://www.anesth.or.jp/guide/pdf/kikitekiGL2.pdf（2017年6月閲覧）より引用〕

2）外部から胸骨圧迫を行う
3）開胸心マッサージを行う
4）輸血部にO型Rh＋血液を依頼する
5）アドレナリンを投与する

1）心停止状態であることを宣言する（○）

　無脈性電気活動（pulseless electrical activity：PEA）の状態であり、ただちに心肺蘇生の対応が必要となる。コマンダーは心停止状態を宣言し、チームとして蘇生を開始する。

2）外部から胸骨圧迫を行う（×）

　側臥位であり有効な胸骨圧迫が可能かどうかは不明である。

3）開胸心マッサージを行う（○）

　術者に開胸心マッサージをしてもらうのがこの場合一番妥当と考えられる。

4）輸血部にO型Rh＋血液を依頼する（○）

　出血による循環血液量減少が原因の心停止であり、異型輸血の適応と考えられる。

5）アドレナリンを投与する（○）

　PEAであり、早期のアドレナリン投与が必要である

　危機的出血が発生した場合には、コマンダーを決定し、非常事態発生の宣言を行うことが第一である。コマンダーは、①手術室責任者への報告、②止血状況の見とおし、③バイタルサインが維持できるかどうか、④血液製剤の供給体制、などを総合的に評価し、生命管理および止血の方策について術者と迅速に協議し判断する必要性がある。通常は、麻酔科責任者がコマンダーとなり迅速な循環血液量減少に対する補液、昇圧薬投与、追加静脈ルート確保により全力を尽くすべきである。もちろん、止血に全力を注ぐ術野と非術野の連携が大切であることは言うまでもない。

大量出血時は術野と非術野、手術室内外の連携が大切！

症例経過 3

術野では第二助手が開胸心マッサージを開始した。アドレナリン 1 mg 静脈投与により脈拍触知は可能となったが収縮期血圧は 60 mmHg 台であった。

心停止時間は 60 秒程度と考えられた。ただちに両上肢より 16 G の末梢ルートを確保し代用血漿の投与を行った。

輸血は B 型 Rh＋が 4 単位しか在庫がなく 3,000 mL 以上の出血が認められたため、麻酔科科長の判断により O 型 Rh＋の異型輸血が開始された。同時に脳保護のための頭部冷却も開始された。血圧は収縮期血圧 60 mmHg から上昇せず、術野では肺動脈損傷点も発見できていない。

設 問

この時点で行うべき対応は何か。（○△×）をつけよ。
1）カテコールアミン持続投与を行う
2）挿管のまま ICU に搬送する
3）人工心肺を準備する
4）経皮的心肺補助（PCPS）を準備確立する
5）頭部冷却を行う

1）カテコールアミン持続投与を行う（○）
　ドパミン、ドブタミン、ノルアドレナリン、エピネフリン持続投与に関してバイタルサインを確認しながら継続投与すべきである。

2）挿管のまま ICU に搬送する（×）
　救命の可能性があるかぎり全力を尽くすべきである。

3）人工心肺を準備する（△）
　人工心肺確立により肺動脈に血流がなくなり損傷部位を確認しやすくなる。

4）PCPS を準備確立する（△）
　循環が維持できない場合有効な手段であるが、出血持続を考慮に入れるべきである。

5）頭部冷却を行う（△）
　神経保護の観点から有効と考えられる。ただし、全身の低体温によ

り出血傾向助長が起こることを理解しなくてはならない。

呼吸器外科手術において主幹に近い肺動脈損傷は致命的になることが多く、バイタルサインが維持できない場合、経皮的心肺補助（percutaneous cardiopulmonary support：PCPS）が有効であることも多い。しかし、肺動脈損傷部位が分かりにくい場合は人工心肺の装着が有効なこともある。また、頭部冷却などの神経保護戦略も重要な一部である。

肺動脈損傷で出血点が不明なときは補助循環を用いることもある！

症例経過 4

　ノルアドレナリン、エピネフリン持続投与によっても収縮期血圧が50 mmHgのため術者と相談し活性化凝固時間（activated coagulation time：ACT）300秒を目標にヘパリンを投与し、左大腿動脈および右大腿静脈よりPCPSを導入した。15分後にPCPS導入できた。血圧は安定したが出血点の確認はできず、輸血および輸液の大量投与が行われた。術者と相談し肺動脈脱血、左大腿動脈送血によりACT400秒を目安として心停止は行わず人工心肺管理を行うこととし、PCPSを終了し、ただちに人工心肺管理を開始した。人工心肺管理を行ったところ損傷肺動脈からの出血は消失し、長径5 mmの楕円形様の欠損部位を視認でき修復できた。その後、バイタルサインは回復した。上葉切除は断念し、左肺全摘術として切除を行う方針とした。

■■■ 設　問 ■■■

その他、今後の行動として大切なことは何か。（○△×）をつけよ。
1）電解質補正を行う
2）体温維持を考慮する
3）ヘパリン持続投与を行う
4）ICUへ連絡する

5）家族へ連絡・説明を行う

1）電解質補正を行う（○）
　大量輸血により低カルシウム、高カリウムとなることもあるが人工心肺使用時は補正可能である。しかし、終了後は麻酔科医が適宜確認する必要がある。
2）体温維持を考慮する（○）
　予期せぬ大量出血の場合、輸血・輸液加温が間に合わず低体温になることも多い。
3）ヘパリン持続投与を行う（×）
　ヘパリン化を拮抗しないと止血が確認できないため必ずプロタミン投与を行う。適宜ACTを確認し追加のプロタミン投与が必要になる可能性もある。
4）ICUへ連絡する（○）
　術後人工呼吸が必要であることが予測されるため連携として連絡は必要である。
5）家族へ連絡・説明を行う（○）
　この時点で術者とともに状況を説明し、集中治療が必要であることを伝えるべきである。

　本症例ではPCPSをバイタルサイン回復のため大腿動静脈で確立したが、出血点の確認はできない状況であった。人工心肺を用いて肺動脈脱血を行うことにより比較的大きな損傷部位を迅速に修復することが可能となった。人工心肺を用いることによる利点として「術野の確保」だけでなく「電解質バランスやアシドーシスの改善」がある。また、大量出血に対する大量輸血・輸液後は集中治療管理が必要であることが多いためICUへの連携は必須である。さらに救命が一時的に落ち着いた段階で家族に説明する姿勢も大切であろう。

予期せぬ肺動脈損傷はすべての肺葉切除において可能性がある！発生時の迅速な術野・非術野の連携が必要である！

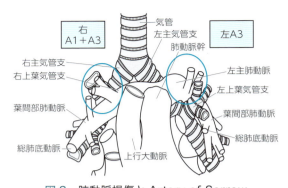

図2　肺動脈損傷と Artery of Sorrow
右A1+3　左A3は，Artery of Sorrow（悲しみの血管）といわれ血管損傷を起こすと全摘術が必要になる．

■■■ 本症例のポイント ■■■

　呼吸器外科手術において主幹に近い肺動脈損傷は致命的になることが多く、補助循環装置が有効なことも多い。ほとんどの肺切除術は動静脈切離を伴うため肺動脈損傷を念頭に入れる必要がある。特に、太く血流が多い右A1+A2、左A3の損傷は肺全摘が必要となるため、Artery of Sorrow（悲しみの血管）ともいわれる（図2）。

　本症例では循環血液量減少による心停止を来した。胸骨圧迫は呼吸器外科手術が側臥位であるために施行が難しいこともあり、開胸心マッサージの適応となることも多い。循環血液量減少が心停止の原因であることから出血源の修復と輸液・輸血による循環血液量回復が心拍再開に必要である。

　補助循環を用いた心肺脳蘇生に関しては院外心停止を中心に有効性が報告されているが、本症例のような手術中の心停止にも有効な可能性があり、症例ごとの判断が必要である。

【文　献】

1) 日本麻酔科学会, 日本輸血・細胞治療学会. 危機的出血への対応ガイドライン. http://www.anesth.or.jp/guide/pdf/kikitekiGL2.pdf（2016年7月閲覧）
2) 紀野修一, 稲田英一, 入田和男ほか. "危機的出血への対応ガイドライン"と危機的出血の現状. 麻酔 2011；60：5-13.
3) 森山重治, 奥谷大介. 肺癌に対する胸腔鏡補助下肺葉・区域切除術の術中・術後合併症と予後. 日胸 2010；69：318-24.
4) Sakamoto T, Morimura N, Nagao K, et al. Extracorporeal cardiopulmonary resuscitation versus conventional cardiopulmonary resuscitation in adults with out-of-hospital cardiac arrest：a prospective observational study. Resuscitation 2014；85：762-8.
5) Link MS, Berkow LC, Kudenchuk PJ, et al. Part 7：Adult Advanced Cardiovascular Life Support：2015 American Heart Association Guidelines Update for Cardiopulmonary Resuscitation and Emergency Cardiovascular Care. Circulation 2015；132：S444-64.

（小西　優輝、駒澤　伸泰、南　敏明）

第Ⅳ章 心臓血管外科麻酔

8 大動脈弁置換術

Key Words
人工心肺
大動脈弁狭窄症（AS）
プロタミン

症例経過 ❶

　85歳、女性、身長146 cm、体重46 kg。労作時の息切れと胸部不快感を主訴に精査され、大動脈弁狭窄症（aortic stenosis：AS）〔大動脈弁弁口面積（AVA）0.81 cm²〕の診断で大動脈弁置換術（aortic valve replacement：AVR）が予定された。術前の心エコー所見は、左室拡張末期径/左室収縮末期径（LVDd/Ds）39/23 mm、心室中隔/左室後壁厚（IVS/LVPW）15/14 mm、左室拡張末期容積/収縮末期容積（LVEDV/ESV）72/24 mL、駆出率（EF）66.7%、左房径（LAD）42 mm、大動脈（Ao）21 mm、僧帽弁逆流（mitral regurgitation：MR）mild、大動脈弁閉鎖不全症（aortic regurgitation：AR）mild、三尖弁逆流（tricuspid regurgitation：TR）moderate、肺動脈圧（TRPG）34 mmHg、最大血流速度（Vmax）5.14 m/s、AVA 0.81 cm²、peak/平均大動脈弁圧較差（mean PG）103/56 mmHgであった。これから麻酔導入を行う予定である。

■■■ 設　問 ■■■

術前から麻酔導入で大切なことは何か。（○△×）をつけよ。
1）大動脈弁狭窄症（AS）のステージをチームメンバーと事前に共有する
2）麻酔導入前にノルアドレナリン持続投与を準備する
3）麻酔導入前にヘパリンを準備する
4）麻酔導入前から観血的動脈圧をモニタリングする
5）麻酔導入開始を臨床工学技士（ME）に伝える

1）ASのステージをチームメンバーと事前に共有する（○）
　非代償期の心臓は導入直後に難治性の心停止を起こす可能性があ

り、緊急人工心肺が必要になる症例がある。事前にチームメンバー（心臓血管外科医、ME、手術室看護師）が集まり情報を共有しておくことが重要である。

2）麻酔導入前にノルアドレナリン持続投与を準備する（○）

ASの患者の導入時低血圧に対しては、心臓の酸素消費量を増やすことなく冠動脈血流を維持できるα刺激薬を使用する。

3）麻酔導入前にヘパリンを準備する（◎）

緊急人工心肺に備え、ヘパリンの事前準備を行うべきである。

4）麻酔導入前から観血的動脈圧をモニタリングする（○）

ASでは麻酔導入時の低血圧がそのまま心停止に移行する可能性がある。少人数で対応する際には導入前に観血的動脈圧の確保を推奨する。

5）麻酔導入開始をMEに伝える（○）

緊急人工心肺時に対応してもらうために導入の際には声をかけておくとよい。

心エコー検査と自覚症状から、この症例は代償期を過ぎ、非代償期に入りつつあることが想定される（図1）。ASは麻酔導入時、容易に低血圧に陥り、状況によっては難治性の心停止を引き起こす。心臓手術の作法は、すべての施設で共通の方法がとられているわけではない（コラム①）。緊急時にそれぞれの専門分野がすぐに対応できるよう、チームメンバーと情報共有しておく。

麻酔導入に際してはASの病期を把握する！

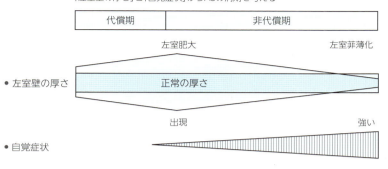

図1 AS の病期

> **コラム** ①心臓麻酔は施設や人により、ルールが異なるため難しい
>
> 本稿のシナリオは自分の経験をもとに一般的と思われる内容を記した。しかし、心臓手術の作法は、すべての施設で共通の方法がとられているわけではない。施設や、外科医により全く違う手法やルールが存在している。このことが心臓麻酔の難しさにもなっている。このハードルをクリアする方法は、心臓血管外科医、ME、手術室看護師と、本稿の内容を使い、ディスカッションすることである。ぜひチャレンジしてほしい。

症例経過 2

通常の麻酔導入薬物、血管作動薬に加え、ヘパリン 14 mL(14,000 単位)を準備した。局所麻酔下に観血的動脈圧ラインを確保したのち、麻酔を導入した。気管挿管、スワンガンツ(S-G)カテーテル挿入、経食道心エコー検査(transesophageal echocardiography:TEE)が行われた。ノルアドレナリンを 0.01 μg/kg/min で持続投与し、血行動態は安定している。

設 問

麻酔導入後から人工心肺循環に移行するまでの対応は何か。（○△×）をつけよ。

1）麻酔導入後の経食道心エコー検査（TEE）は省略する
2）胸骨正中切開時に麻酔回路を大気解放する
3）外科医と共同し、術野から大動脈壁のエコー検査を行う
4）人工心肺移行直前に酸素濃度を上昇させる
5）ヘパリン投与を行い活性凝固時間（ACT）が所定の値になるのを確認する

1）麻酔導入後のTEEは省略する（×）

麻酔導入後は、TEEによる通常の心機能評価を行ったうえで、心筋保護液の注入方法を検討する際に重要となる、心筋の壁厚、ARの程度、冠動脈入口部血流を確認する。また弁置換に際しては、大動脈弁輪径、バルサルバ（Valsalva）径、STジャンクション（sinotubular junction：STJ）径、大動脈弁輪の石灰化の状態、冠動脈開口部の位置を術者に伝えることが重要である。経胸壁心エコー検査（transthoracic echocardiography：TTE）に比べTEEはこれらを詳細に観察できる。

2）胸骨正中切開時に麻酔回路を大気解放する（○）

吸気時、肺実質が胸骨後面まで広がっていることがある。胸骨縦切開の際には、肺損傷を予防するため、呼吸を一時中断し、大気開放する。

3）外科医と共同し、術野から大動脈壁のエコー検査を行う（○）

大動脈起始部へアプローチできるかどうかで人工心肺方法や術式を変更する可能性がある（表1）。術野で大動脈壁に直接エコーを使用し、石灰化やプラークの有無を確認する。

4）人工心肺移行直前に酸素濃度を上昇させる（○）

人工心肺移行時はさまざまなトラブルが想定される。人工心肺による血液酸素化が確立されるまで酸素濃度を上げておく。

5）ヘパリン投与を行いACTが所定の値になるのを確認する（○）

ヘパリン投与後、3分待って採血し、所定の装置を用いて活性凝固

表1 術式変更が行われる術中所見

大動脈起始部の石灰化・プラーク	送血部位の変更 低体温・循環停止
冠動脈入口部の石灰化，狭窄	冠静脈洞から逆行性心筋保護液注入 冠動脈バイパス術追加
大動脈弁輪/Valsalva/STJ径の拡大	上行置換を伴う人工弁置換
心筋肥大	心筋保護液の投与量増加
大動脈弁逆流	冠静脈洞から逆行性心筋保護液注入 大動脈切開後の選択的心筋保護液注入

時間(activated clotting time:ACT)を測定する。300秒以上（施設によって400秒以上とするところもあり[1]）で人工心肺循環への移行が可能となる。<u>逆算するとヘパリン投与後8分は人工心肺循環に移行できない</u>。すぐに人工心肺操作に移ろうとする外科医もいるが、必ず300秒以上であることを確認してから人工心肺操作に移る必要がある。

麻酔導入後から人工心肺循環に移行するまでには、麻酔深度を調節し循環を維持する以外に、実に多くのことを行う必要がある。それぞれに意味があり、所見によっては人工心肺の手順や方法を変更する必要がある（表1）。事前に一連の流れを頭の中でシミュレーションしておく。

手術方法、人工心肺方法を決めるうえで麻酔科医は重要な役割を担っている！

症例経過 3

　導入後のTEEにて心筋の壁厚14 mm、大動脈弁逆流ジェットの到達距離は左室乳頭筋でvena contracta幅は4 mmであった。冠動脈入口部血流は左右とも良好で解剖学的通常の位置にあった。大動脈弁輪径/Valsalva径/STJ径の3回平均値は15.1/26.2/21.5 mmで、大動脈弁輪の石灰化は強度であった。胸骨正中切開後の大動脈起始部のエコー所見では石灰化やプラークを認めなかった。これから人工心肺循環（上行大動脈送血、右心房2本脱血、右上肺静脈から左室ベント、巡行性心筋保護液注入）に移行予定でACTの測定値が300秒を超えた。

設問

人工心肺循環移行時の対応について、（○△×）をつけよ。
1）送血管挿入前に血圧を上げる
2）送血管、脱血管挿入時には術野を確認する
3）人工心肺移行時に麻酔法、麻酔深度を再検討する
4）人工心肺で酸素化された血液による十分な流量が得られたら、人工呼吸を中止する
5）大動脈遮断後の心筋保護液注入時にTEEにて大動脈弁逆流の程度を確認する

1）送血管挿入前に血圧を上げる（×）
　上行大動脈へのアプローチの際、血圧の上昇は大動脈解離を引き起こす。術者とコミュニケーションをとり、可能な範囲で低い圧にコントロールする。

2）送血管、脱血管挿入時には術野を確認する（○）
　送血管、脱血管挿入時には短時間に大量出血することがある。この出血に対しては人工心肺からの送血で対応できることが多く、原因さえ知っておけば特にあわてる必要はない。術野の確認が重要である。

3）人工心肺移行時に麻酔法、麻酔深度を再検討する（○）
　人工心肺移行時には麻酔法、投与ライン、患者体温、循環血液量を考慮する必要がある（図2）。

麻酔は大丈夫？	静脈麻酔薬 投与ラインの確認 ● 中心静脈先端が右心房内にあった場合，全身投与されない 灌流温度の確認 ● 低体温では投与量を減量 ● 常温では循環血液量増加を考慮
揮発性麻酔薬 投与薬物の変更 ● 静脈麻酔薬に変更 ● 人工心肺回路の揮発性麻酔薬に変更	

図2　人工心肺移行時の麻酔

> **コラム②　人工心肺で予定の流量が得られた後も，人工呼吸を継続する場合**
> 上行大動脈にアプローチできず大腿動脈送血が行われている場合には十分な流量が得られていても，頭部には心臓からの血液が供給されていることがある。この場合，心臓からの有効な拍出がある間は人工呼吸を続ける必要がある。

4）人工心肺で酸素化された血液による十分な流量が得られたら、人工呼吸を中止する（○）

予定の人工心肺流量が得られるまでは人工呼吸を続ける。人工呼吸器を中止する際には外科医、ME に必ず確認する。人工心肺の送血方法によっては予定の流量が得られた後も、人工呼吸を継続する場合がある（コラム②）。

5）大動脈遮断後の心筋保護液注入時に TEE にて大動脈弁逆流の程度を確認する（○）

予定の心筋保護液が注入されても、心室細動が止まらない場合には、心筋肥大により相対的に心筋保護液が不十分な場合と、心臓内に逆流し、冠動脈に心筋保護液が流れていない場合がある。前者はさらに心筋保護液を追加することで心筋保護が得られる。後者の場合には冠静脈洞からの逆行性心筋保護注入や大動脈を切開したのち選択的な心筋保護液注入が必要となる。

人工心肺循環に移行するためには、人工心肺回路の確立と心筋保護が重要である。人工心肺回路の確立には落ち着いて対応する。また、心筋保護をきっちりしておかないと、人工心肺離脱時に肥大した心筋

が動かないという最悪の事態になる。

外科医は人工心肺時間をできるだけ短くしたいと考えている！
麻酔科医は常に客観的に状況を判断し、情報を提供し、全体の調整を行う！

症例経過 4

　上行大動脈へ送血管が挿入され、右心房から上大静脈・下大静脈に脱血管が挿入された。人工心肺循環が確立され、右上肺静脈より左室ベントが挿入された。所定の流量が得られたため、大動脈をクランプし、巡行性心筋保護液を注入した。十分な心筋保護が得られなかったため原因を精査したところ、大動脈弁逆流の影響と考えられた。事前に冠動脈の血流と開存位置に問題ないことを確認している。大動脈切開を行い、選択的巡行性心筋保護液注入を行った。現在人工弁置換が術野では行われている。

設　問

人工心肺中に必要な対応は何か。（○△×）をつけよ。
　　1）血圧上昇時は人工心肺流量を減らし血圧をコントロールする
　　2）ME と共同し輸液投与を行う
　　3）1 時間ごとに ACT を測定し外科医と ME に報告する
　　4）心電図で電気的な波形がみられたが、頻度が低いため経過観察する

1）血圧上昇時は人工心肺流量を減らし血圧をコントロールする（×）
　人工心肺中の血圧の上昇は、末梢血管抵抗を下げることにより対応する。予定された流量で適正な圧になるよう、麻酔深度を変更し、必要であれば血管拡張薬を使用する。ME と綿密なコミュニケーションが必要である。
2）ME と共同し輸液投与を行う（○）
　人工心肺中の輸液管理は ME の仕事である。しかし、麻酔薬やその他の薬物投与のためには、麻酔科側で輸液投与が必要となる。過量投

与にならないよう注意し、使用している輸液を ME に伝える。

3）1 時間ごとに ACT を測定し外科医と ME に報告する（○）

　　測定間隔は施設により異なる。経験的に 1 時間で ACT が低下することは稀であるが、安全のためには定期的な測定が推奨される。

4）心電図で電気的な波形がみられたが、頻度が低いため経過観察する（×）

　　心筋保護が不十分であるときに心電図で電気的な波形が出現する。心筋保護は最優先項目であり、外科医に心筋保護液再投与の必要性を伝える。

　人工心肺循環中は、ME が中心に循環管理を行う。しかし、循環管理には麻酔科領域の対応も必要となる。麻酔科医は ME と綿密なコミュニケーションをとり、必要に応じてサポートを行う。

人工心肺中に必要な対応は、ME のサポート！

症例経過 5

　人工心肺中に適切な循環と心筋保護が行われた。人工弁置換は終了し、切開した大動脈を再建した。これから人工心肺を離脱予定である。

設　問

人工心肺離脱直前の対応は何か。（○△×）をつけよ。

1）末梢温度を確認する
2）ペースメーカを準備する
3）大動脈遮断解除前に TEE を用いて左心系の空気の有無を確認する
4）大動脈遮断解除後の低血圧にはカテコールアミンを使用する
5）スワンガンツ（S-G）カテーテルの圧波形により肺循環を確認する
6）末梢血圧が十分でなければ、人工心肺循環を続ける
7）TEE にて人工弁からの逆流を評価する

1）末梢温度を確認する（○）

　末梢温度が低い状態は、ポンプからの離脱やその後の循環管理に影響する。可能な範囲で末梢温度を生理的な範囲内に上げておく必要がある。

2）ペースメーカを準備する（○）

　人工心肺離脱時には常にペースメーカを使用する施設も多い。またAVRでは右冠尖と無冠尖の間付近に石灰化があった場合、石灰部位の切除とともに、刺激伝統系を損傷している可能性がある。この場合、完全房室ブロックになる可能性が高く、心房心室ペーシングが必要となる。

3）大動脈遮断解除前にTEEを用いて左心系の空気の有無を確認する（○）

　左心系（肺静脈、左房、左室内）の空気は心臓からの全身循環再開までになくす必要がある。左心系の空気の有無を伝え、ベントチューブや大動脈基部の心筋保護液注入部位より抜いておく。

4）大動脈遮断解除後の低血圧にはカテコールアミンを使用する（×）

　心筋肥大のあるAS患者では、十分な心筋収縮力がある。離脱時の低血圧は心臓内血液の充満不足であることが多い。離脱時の低血圧には昇圧薬を使用する前にTEEで左室内径を確認する。

5）S-Gカテーテルの圧波形により肺循環を確認する（○）

　S-Gカテーテルの有用性はTEEと末梢動脈での心拍出量の測定により重要性が減った。しかし、人工心肺からの離脱時には、肺循環を確認できる唯一のモニターである。弁置換に伴い心臓のサイズが導入時と変わっているため、先端位置が適切な位置にあるかを確認し、評価する。

6）末梢血圧が十分でなければ、人工心肺循環を続ける（△）

　可能であれば末梢血圧が適正な状態で人工心肺を離脱するべきであるが、人工心肺時間は患者の予後を左右する。末梢血圧が低血圧でも、中枢血圧では十分離脱可能と判断できる場合がある。末梢血圧が十分でなければ、中枢血圧を確保する。

7）TEE にて人工弁からの逆流を評価する（○）

　TEE による人工弁の評価は、人工心肺を離脱してから評価する必要がある。しかし、人工心肺離脱後、再置換が必要だと判断された場合には、人工心肺に再度戻す操作が必要になる。できるだけ早期に、弁輪外からのリークなどを確認し、必要であれば、人工心肺離脱前に方針を決定する。

　人工心肺時間は患者の予後を左右する。人工心肺離脱時には人工心肺時間を短縮するためにできることをすべて準備しておく必要がある。方針決定には正しい評価ができるよう、評価方法やピットフォールを知っておく。

　外科医と ME が正しく判断できるよう、モニターに正確なデータを表示する！

症例経過 6

　患者の末梢温度は 35.8℃、中枢温度は 36.8℃。一時はペースメーカを使用していたが、自己心拍数 80 beat/min 以上で房室ブロックなくペースメーカ使用を中止した。左心系の空気はベントカテーテルと大動脈起始部の心筋保護カテーテルより吸引された。遮断解除後、徐々に人工心肺流量を下げた。現在、人工心肺送血中止後 10 分経っている。大腿動脈の血圧は 96/44 mmHg である。

設　問

人工心肺離脱時の対応について、（○△×）をつけよ。
1）ヘモグロビン（Hb）濃度を確認し必要であれば輸血を準備する
2）TEE にて人工弁を評価する
3）プロタミンを急速投与する
4）プロタミン投与の際には外科医と ME に「プロタミンを投与している」ことを伝える
5）尿の溶血状態を確認する

- プロタミン急速投与によるヒスタミン遊離に伴う血管拡張作用
- アナフィラキシー反応（プロタミン投与既往患者　即時型反応）
- アナフィラキシー様反応
- 肺血管収縮作用（ヘパリン-プロタミン複合体による作用）

プロタミンはゆっくり投与！

低血圧を認めた場合は一時中止を検討

図3　プロタミン投与時の低血圧

1）Hb濃度を確認し必要であれば輸血を準備する（○）

　MUF（modilfied ultrafiltration）後の想定されるHb濃度と循環血液量をMEに確認し、必要であれば輸血の準備を行う。

2）TEEにて人工弁を評価する（○）

　人工弁の動き、逆流量、弁輪外リークを確認し、外科医に伝える。

3）プロタミンを急速投与する（×）

　プロタミン投与時にはさまざまな理由で低血圧が起こる（図3）[2]。機序を考えるとゆっくり投与することを推奨する。

4）プロタミン投与の際には外科医とMEに「プロタミンを投与している」ことを伝える（○）

　人工心肺回路内に、プロタミンが投与された血液が混じると緊急時に再度人工心肺を使用できなくなる。人工心肺側の吸引を止め、誤った人工心肺操作が行われないように外科医、MEとプロタミン投与の情報を共有する。

5）尿の溶血状態を確認する（○）

　褐色尿は溶血を示唆する。褐色尿が継続する場合は、人工弁サイズの検討、TEEにて弁輪部の状態を確認し弁輪外リークがあれば再置換を検討する。

本症例のポイント

麻酔導入から人工心肺離脱までに行うべきことを記載した。しかし、先に記したとおり、すべての施設で同じ方法がとられているわけではない。ぜひ、本稿は自施設の手法やルールを学ぶための機会として役立ててほしい。

そして、もう一つ知ってほしいこと、それは、<u>心臓外科医、ME、麻酔科医の知識は違うゆえに、視点も異なる</u>ということである。共通の目標に対し、視点が違うことは素晴らしいことで、さまざまな角度から患者を分析し対応することができる。そのためには意見を交わし、情報を共有できる関係の構築が必要である。この視点からも、チーム全員でPBLDに取り組むことが重要であると考えている。

【文 献】

1) Jobes DR. Safety issues in heparin and protamine administration for extracorporeal circulation. J Cardiothorac Vasc Anesth 1998；12：17-20.
2) Kimmel SE, Sekeres M, Berlin JA, et al. Mortality and adverse events after protamine administration in patients undergoing cardiopulmonary bypass. Anesth Analg 2002；94：1402-8

（羽場　政法）

第Ⅳ章 心臓血管外科麻酔

9 Off-pump CABG

Key Words
OPCABの適応
OPCABにおける全身動脈硬化性病変の進展
OPCAB中の血行動態変化

症例経過 ❶

72歳、男性、身長156 cm、体重53 kg。5年前から労作時胸痛を自覚していたが、安静で速やかに消失していた。徐々に胸痛が頻回となり、1ヶ月前から胸痛が持続するようになったため、近医を受診し精査した。冠動脈造影（coronary angiography：CAG）で、左主幹部（LMT）を含む3枝病変〔右冠動脈（RCA）：#3 99%、#4PD（後下行枝）99%、LMT：#5 50%、左前下行枝（LAD）：#6 90%、左回旋枝（LCX）：#12 90%〕であった。外科的に冠動脈血行再建を行う方針となった。

設問

外科的な冠動脈血行再建の前に評価する項目に、（○△×）をつけよ。
1）上行大動脈の性状
2）大腿動脈の性状
3）頸動脈・頭蓋内血管病変
4）脳血管障害の既往
5）腎機能
6）心機能

1）上行大動脈の性状（○）

上行大動脈の石灰化が強い場合、送血管の挿入や大動脈遮断に伴い上行大動脈内粥腫を飛散し、塞栓症を発生させる危険性があるため、人工心肺（cardiopulmonary bypass：CPB）を使用しない方針を検討する。

2）大腿動脈の性状

大腿動脈の石灰化の有無を確認し、送血管や大動脈内バルーンパン

ピング（intra-aortic balloon pumping：IABP）のカニュレーションに備える。

3）頸動脈・頭蓋内血管病変（○）

頸動脈狭窄の患者では、血圧低下での脳血流低下により血行力学性脳梗塞を生じる。また狭窄部のプラークが塞栓源となりアテローム塞栓性脳梗塞を引き起こす。頭蓋内動脈のプラークも塞栓源となる。

4）脳血管障害の既往（○）

冠動脈疾患患者は全身性動脈硬化性病変の進展が高度であるが、脳血管障害の既往があるような動脈硬化が進展した脳血管では、灌流圧が低下した場合に塞栓子を押し流すことができないなどの機序が示されている[1]。

5）腎機能（○）

OPCAB では CPB による炎症マーカーの上昇や凝固異常、微小塞栓などの影響がないため、術後の腎機能障害や呼吸機能障害、輸血率が有意に低下するとの報告があり[2]、腎機能低下症例では OPCAB が考慮される。

6）心機能（○）

低心機能や高度の心拡大症例では、OPCAB の脱転吻合時に血行動態を保持できず、予定の完全血行再建とならず不完全血行再建となる場合や、オンポンプへ移行する可能性を考慮して臨む必要がある。

CPB を用いた冠動脈バイパス術（coronary artery bypass grafting：CABG）は、心筋保護法の開発と CPB の進歩により開心術のスタンダードとなった。CABG は、CPB の使用と心停止により無血視野・安定した血行動態・拍動を伴なわない静術野を得られ、安定した手術成績であるが、CPB に伴う侵襲を軽減し、CABG を低侵襲化する目的で、1980 年代に心拍動下冠動脈バイパス術（Off-pump CABG：OPCAB）が導入された。日本冠動脈外科学会による 2013 年の集計では、OPCAB は初回待機手術の 65％ に施行され、標準術式として第一選択にしている施設が増えている。これは欧米諸国の 15〜20％ に比べ高率で、日本特有のものといわれている。この原因は、吻合の難易度と血行動態の不安定さや、CABG に対する OPCAB の優位性が明確

に提示されていないためと推測されるが[3]、高リスク症例ではOPCABが良好な成績を示しているものもある[4]。上行大動脈石灰化や粥状硬化性病変を有する患者、頭頸部血管に狭窄病変を有する患者では、CPBの使用を避け、OPCABを選択することが有用と考えられるが、近年の報告ではOPCABのCABGに対する脳障害低減の優位性は明らかではない、とするものもある[5]。OPCABの場合も術後脳障害が生じる危険性を念頭に置いて、術前評価を行う必要がある。

 外科的冠血行再建術の術前評価は、冠動脈病変の評価、心機能の評価に加え、全身合併症や動脈硬化性病変を評価し、手術方法を確認する！

症例経過 2

本症例は、頭部CT検査で右内頸動脈閉塞と左内頸動脈の高度狭窄があり、頭部MRA検査で右前大脳動脈・中大脳動脈への側副血行路を介した血流があった。頭部CT、MRA検査で、頸部や頭蓋内の主幹動脈に動脈硬化に伴う血管壁の石灰化や口径不整があった。脳血流シンチで右頭頂葉に集積低下を疑う所見があったが、その他の大脳半球の集積に明らかな左右差はなく、小脳・脳幹の集積は保たれていた。脳外科コンサルトの結果、無症候性の頸動脈狭窄で、安静時脳血流シンチグラム（single photon emission computed tomography：SPECT）で優位な血流低下がないため、積極的な頸動脈血行再建の適応にはならなかった。上行大動脈の石灰化が強く頸動脈狭窄を有し、OPCABの方針となった。

設問

基本的な全身麻酔時のモニターに加えて、使用するモニターは何か。（○△×）をつけよ。

1）中心静脈カテーテル（CVC）
2）肺動脈カテーテル（PAC）
3）動脈圧波形心拍出量（APCO）モニター
4）経食道心エコー検査（TEE）

5）局所脳酸素飽和度（rSO$_2$）モニター
6）bispectral index（BIS）モニター

1）CVC（○）
中心静脈圧（central venous pressure：CVP）は、術中の前負荷の指標となるため中心静脈カテーテル（central venous catheter：CVC）を使用する。

2）PAC（△）
米国麻酔科学会（American Society of Anesthesiologists：ASA）ガイドラインでは、肺動脈カテーテル（pulmonary artery catheter：PAC）のルーチンの使用は認められていないが、OPCABの麻酔管理に慣れていない場合や、低心機能などの高リスク症例では、使用を考慮する。

3）APCOモニター（△）
PACを使用しない場合、動脈圧波形心拍出量（atrial pressure-based cardiac output：APCO）モニタリングでCOを非侵襲的に測定できるが、やや正確性に劣る。

4）TEE（○）
経食道心エコー検査（transesophageal echocardiography：TEE）は、心血管系のリアルタイムモニターであり、術中イベントの原因検索と治療方針決定の診断が可能である。TEE挿入の禁忌がないか確認して使用する。

5）rSO$_2$モニター（○）
頸動脈狭窄や脳血管障害の既往がある場合は特に、局所脳酸素飽和度（regional cerebral oxygen saturation：rSO$_2$）で脳灌流の評価を行う。

6）BISモニター（○）
OPCABは早期抜管が多く、深すぎる鎮静を避け適切な鎮静を図る。また、心臓脱転中にBIS値が低下し、それが脳内の低灌流を示した報告もある[6]。

心室機能モニターの必要度は、術前の心機能によって決まる。PACは侵襲的モニタリングで肺動脈損傷・肺出血などの重篤な合併症があるが、心機能が悪いほど、またバイパス枝が増えるほどPACからの情報が有用となる。心機能が悪い患者は、術中の冠動脈遮断に耐えるのが難しくなる。心拍出量と充満圧、あるいはTEEモニタリングを指標に、変力薬や血管収縮薬の投与など、適切な対応をとる。

それぞれのモニターの有用性と危険性・合併症を考慮し、使用するモニターを選択する！
心臓の評価に加え、中枢神経系や鎮静深度もモニタリングする！

症例経過3

本症例はLMTを含む3枝病変で、左室駆出率（LVEF）は35％であり、モニターにPACを使用する方針とした。

■■■ 設　問 ■■■

麻酔導入から麻酔維持の際に気をつけることは何か。（○△×）をつけよ。
1）室温・体温
2）麻酔薬の選択
3）血圧維持
4）前負荷・収縮能
5）洞調律の維持

1）室温・体温（○）
　OPCABでは体温が低下しやすく、低体温により血液凝固障害、心筋虚血、不整脈などを生じる。入室前から体温低下に注意し、室温は25℃以上とし、患者を常に加温用器具で覆い、輸液加温器を用いる。
2）麻酔薬の選択（○）
　吸入麻酔薬または静脈麻酔薬のどちらを用いても、冠灌流圧・心機能を維持し、血行動態を安定させ、術後の早期抜管を考慮した麻酔管

理を行うことができれば、問題ないと考える。

3）血圧維持（○）

冠灌流圧＝大動脈拡張期圧－左室拡張末期圧
　　　　＝冠血管抵抗×冠血流量

で表される。

　冠血流の維持には冠灌流圧、すなわち体血圧の維持が重要で、平均動脈圧が 70 mmHg 以上で、適切な冠血流を維持できる[7]。

4）前負荷・収縮能（○）

　心臓の脱転前までに、循環動態に耐えられる血行動態にしておく必要があり、輸液による前負荷の是正や、必要に応じて強心薬で収縮能を保つ。

5）洞調律の維持（○）

　心房収縮が 1 回心拍出量の維持に大きく寄与するため、洞調律の維持が重要で、70〜80/min 以下に保つ[7]。頻脈に β 遮断薬が有用だが、心抑制の危険性もある。徐脈性不整脈には、ペーシングを行えるように準備しておく。

虚血性心疾患患者であり、頻脈、低血圧、高血圧に注意して、心筋酸素需給バランスを保ちながら、心筋血流、全身の血流、灌流圧を保つ。心臓の脱転前までに、前負荷・心収縮能・体血圧・心拍数が適切かを評価し、改善に努める（表1）。

OPCAB では、体血圧を維持し冠灌流圧を保って心筋虚血を防ぎ、心臓脱転下での吻合に向け、血行動態を維持するよう努める！

症例経過 4

　本症例は、左内胸動脈（LITA）と LAD、大伏在静脈（SVG）と LCX の鈍角枝 #12、SVG と RCA の #4AV（房室結節枝）の吻合が予定された。

■■■ 設　問 ■■■

麻酔導入後、吻合前までに TEE で評価しておく所見は何か。（○△×）をつ

表1 OPCABで脱転前までに改善する因子と対策

心拍出量の維持	β刺激薬： ・心収縮能の増加 ・酸素消費量や心拍数の増加に注意 PDEⅢ阻害薬： ・心筋酸素消費量を増加させず心収縮能を増加 ・後負荷や肺血管抵抗を低下 ・血管拡張による血圧低下に注意
体血管抵抗の維持	フェニレフリン静注 ノルアドレナリン持続投与
前負荷の維持	CVP，PCWP，CIなどの正常上限値を目標にして，注意深く，輸液を投与 心機能低下・心拡大が高度な症例では，過剰な輸液負荷に注意
洞調律の維持	頻脈に対しβ遮断薬：心機能低下症例では心抑制に注意 徐脈に対しペーシング

PDE：phosphodiesterase（ホスホジエステラーゼ），PCWP：pulmonary capillary wedge pressure（肺毛細管楔入圧），CI：cardiac index

けよ．

1）左室全体の評価
2）局所壁運動異常（RWMA）
3）弁疾患の評価
4）右室の評価
5）卵円孔開存の有無

1）左室全体の評価（○）

左室・左房径、左室収縮能を評価する。熟練者による5％刻みの視覚的駆出率はModified Simpson法に劣らず評価できる。LVEFは、前負荷が大きいと過大評価し、後負荷が大きいと過小評価となることに注意する。

2）RWMA（○）

局所壁運動異常（regional wall motion abnormalities：RWMA）の部位（図1)[8]を確認する。虚血性心疾患以外でRWMAを呈する疾患・病態に、たこつぼ型心筋症や右室ペーシングなどがある。

3）弁疾患の評価（○）

脱転前の僧帽弁逆流（mitral regurgitation：MR）、三尖弁逆流（tricuspid regurgitation：TR）の程度を評価しておく。

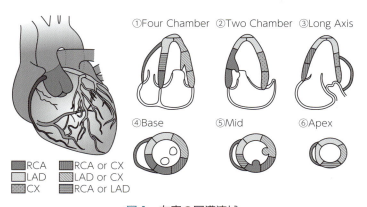

図1 左室の冠灌流域
(Lang RM, Bierig M, Devereux RB, et al. Recommendations for chamber quantification. J Am Soc Echocardiogr 2005；18：1440-63 より引用)

4）右室の評価（○）

　右室のサイズ、収縮能を評価する。

5）卵円孔開存の有無（○）

　心臓の脱転時に右左シャントが出現すると、低酸素血症となることがある。

 OPCABでは、冠動脈遮断や心臓の脱転に伴い、術中に新たな所見が生じる（症例経過5）。その原因検索や診断のため、TEEは必須である。吻合・脱転前のTEE所見を評価しておくことが重要となる。

 OPCABでは、吻合・脱転前にTEEのベースライン所見（左室・右室機能、壁運動、弁逆流）を評価しておく！

> **症例経過 5**
>
> LITA-LAD 吻合では、スタビライザーをかけたときに血圧が軽度低下したが、フェニレフリンのボーラス投与で血行動態は維持できた。次にSVG-LCX#12 の末梢側吻合を行うために心臓を脱転したところ、血圧が高度に低下した。

■■■ 設　問 ■■■

心臓の脱転時に血行動態が不安定になる原因として考えられるものは何か。(○△×) をつけよ。
　1）非生理的な血行動態
　2）左右心室流出路の圧迫
　3）弁逆流の増悪
　4）心筋虚血

1）非生理的な血行動態（○）
　心臓が垂直方向に脱転されると、血液は心房から心室へ押し上げる形となり、心室への正常な血流が障害される。

2）左右心室流出路の圧迫（○）
　脱転によって、心臓の位置がねじれ、静脈還流の部分的な閉塞や右室の圧迫が生じることがある。また、脱転や、スタビライザーなどのデバイスにより、心室が圧迫され流出路狭窄を生じ、心室の拡張障害を来す。

3）弁逆流の増悪（○）
　脱転により、僧帽弁や三尖弁の変形、折れ曲り、ねじれなどが生じて、MR（図2）や TR が増悪する。脱転位置によっては、TEE での逆流の描出が困難となる。

4）心筋虚血（○）
　心臓の脱転により、冠血流が 25～50％減少する[7]。脱転で心臓が胸壁から離れるため心電図は低電位となり、ST 変化の判断が難しくなる。硝酸薬などの血管拡張薬の投与は、前負荷を下げ充満圧の低下を増強することがあり、低血圧に注意して使用する。

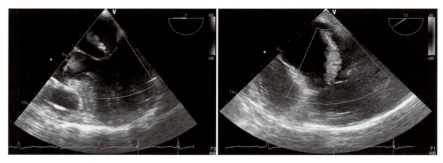

(a) 脱転前　　　　　　　　　　　　(b) 脱転後

図2　脱転による僧帽弁閉鎖不全症の増悪

表2　OPCAB時に使用される機器

Lima Sutures	背側心膜の吊り上げ
心尖部吸引型Positioner	脱転された心臓の固定
Stabilizer	冠動脈吻合部の局所固定
Blower	無血視野を得るためにCO_2を吻合部に噴出させる
シャントチューブ	冠動脈切開後の末梢側血液灌流を行う
中枢側吻合デバイス	遊離グラフト使用時の上行大動脈への中枢吻合

OPCABは、使用機器（表2）や技術の進歩により、多枝病変への吻合が可能になった。LCXやRCAの吻合では、心臓の側壁、後下壁に血管が位置するため、吻合時に心臓を脱転する必要があるが、脱転により心室の圧迫や流出路狭窄を来す。また多くの場合、LADへの吻合は心臓の脱転は軽度だが、スタビライザーの圧迫で流出路狭窄を生じうる。まず、輸液負荷と頭低位で対処するが、十分に心室が拡張できない状況では、輸液負荷だけにたよると、うっ血を生じる危険性がある。左室収縮能に変化がなく、心室の圧迫により血圧が保持できない場合は、適切な輸液とフェニレフリンなどのα刺激薬を用いる。

脱転によりMRが増悪し血行動態が破綻した場合、昇圧薬や強心薬ではなかなか改善しない。MRが著しく増加し、血行動態の維持が困難な場合は、術者に伝え脱転を調整する必要がある。MRが悪化して

表3 OPCAB 中の血行動態変動の原因と対策

	モニターの変化	対応
左右心室流出路狭窄	右心系の圧迫： 　CVP↑, PAP↓, CO↓ 左心系の圧迫： 　CVP↑, PAP↑, CO↓ TEE：流出路狭窄，内腔狭小化	輸液負荷 頭低位 フェニレフリン 脱転やスタビライザーの位置調節
僧帽弁逆流	CVP↑, PAP↑, CO↓ TEE：MR 増悪	脱転の調節 冠血管拡張薬 強心薬
循環血液量減少	CVP↓, PAP↓, CO↓ TEE：前負荷減少	輸液負荷 頭低位
心機能低下	CVP↑, PAP↑, CO↓	強心薬 冠血管拡張薬
心筋虚血	TEE：RWMA 心電図：ST 変化	フェニレフリン 冠血管拡張薬 心拍数調節 シャントチューブ

PAP：pulmonary arterial pressure（肺動脈圧）

　心拍出量の低下や血行動態の不安定がみられた場合、α刺激薬だけを漫然と投与し続けることは避け、シャントチューブの挿入や脱転の解除、オンポンプ手術へのコンバージョンを考慮する。
　このように OPCAB では血行動態が不安定となる状況がある[9)]ため（表3）、麻酔科医は術野を観察し、心臓の大きさや機能と手術の進行に注意をはらい、心臓の状態や必要な処置について外科医に伝える。心臓外科医と麻酔科の間に、良好なコミュニケーションが必要である。

OPCAB では心臓の脱転や圧迫により、血行動態が大きく変動する！
　麻酔科医は外科医と良好なコミュニケーションをとり、必要な治療を速やかに行う！

症例経過 6

　SVG-RCA#4AV の末梢側を吻合するため、再度心臓を脱転したが、フェニレフリンのボーラス投与とノルアドレナリン 0.3 μg/kg/min の持続投与で血行動態は安定した。

設問

その後、RCA の冠動脈遮断を行ったが、このときに生じる可能性は何か。（○△×）をつけよ。

1）徐脈
2）完全房室ブロック
3）心筋虚血
4）僧帽弁逆流（MR）の増悪
5）心室拡大

1）徐脈（○）
　RCA の操作時には、徐脈性不整脈が生じることがあり、心室ペーシングを行う。

2）完全房室ブロック（○）
　RCA 閉塞時に、房室結節への血流が遮断され、完全房室ブロックが生じる場合がある。

3）心筋虚血（○）
　冠動脈吻合中に、無血野を得る目的で冠動脈遮断が行われるが、遮断部位より末梢の心筋虚血をまねく。術中の心筋虚血のモニタリングは、TEE が感度・特異度ともに高い。

4）MR の増悪（○）
　心筋虚血により、虚血性 MR が生じることがあるため、TEE で MR を評価するが、心臓の位置によっては TEE 画像を得ることが困難である。

5）心室拡大（○）
　広範な心筋虚血になると、急激に心室拡大を来す場合がある。

冠動脈遮断により、末梢の心筋虚血を生じるかどうかは、末梢領域の側副血行路が発達しているかどうかで決まる。高度狭窄では、近接する部位の側副血行路が発達しているため、冠動脈を遮断しても側副血行路により末梢の血流は維持される。軽度狭窄で側副血行路が発達していない場合、冠動脈遮断によって末梢の心筋が虚血になりやすい。心筋虚血を防止するための虚血プレコンディショニングや末梢側の心筋血流を保つためのシャントチューブ挿入が行われ、心室機能悪化を防ぎ血行動態を安定化させるが、径の細い内シャントを使用した場合は、末梢に十分な冠灌流が行われない場合がある。不十分な冠灌流や側副血行路が未発達な LAD などの広い範囲の血流を、冠動脈閉塞で急に途絶させれば、心室不全を生じ、心室頻拍・心室細動を生じ、心室機能に影響する。冠動脈狭窄程度とともに側副血行路の有無や発達程度は、冠動脈遮断中の心筋虚血・心機能に影響するため、術前からの評価が重要である。

冠動脈遮断中は心筋虚血や不整脈に注意し、虚血領域への側副血行路を維持するため十分な冠灌流圧を維持する！

症例経過 7

　予定された 3 か所の吻合が行われ、再灌流後に、心電図変化や TEE 上の新たな RWMA はなかった。手術終了後、ICU へ搬送され、低体温やシバリング、術後疼痛、冠動脈スパスムに注意して管理した。術翌日の朝に抜管され、神経症状や術後心房細動はなく経過した。

■■■本症例のポイント■■■

　外科的冠動脈再建術患者では、術前評価（心機能、全身合併症、動脈硬化性病変）を綿密に行い、手術方法と危険因子を十分に検討して、周術期管理に臨む。OPCABの術中は、心臓脱転や、スタビライザーなどによる心臓圧迫による循環変動、冠動脈遮断による心筋虚血が問題となる。麻酔科医は手術進行を把握しながら、起こりうる問題点を予測し、外科医と注意深くコミュニケーションをとり、迅速に対応することで、血行動態の安定に寄与できる。

【文　献】

1) Caplan LR. Impaired clearance of emboli(washout)is an important link between hypoperfusion, embolism, and ischemic stroke. Arch Neurol 1998；55：1475-82.
2) Puskas J, Cheng D, Knight J, et al. Off-pump versus conventional coronary artery bypass grafting：a meta-analysis and consensus statement from the 2004 ISMICS consensus conference. Innovations (Phila) 2005；1：3-27.
3) Bakaeen FG, Shroyer AL, Gammie JS, et al. Trends in use of off-pump coronary artery bypass grafting：Results from the Society of Thoracic Surgeons Adult Cardiac Surgery Database. J Thorac Cardiovasc Surg 2014；148：856-3.
4) Puskas JD, Thourani VH, Kilgo P, et al. Off-pump coronary artery bypass disproportionately benefits high-risk patients. Ann Thorac Surg 2009；88：1142-7.
5) Diegeler A, Borgermann J, Kappert U, et al. Off-pump versus on-pump coronary-artery bypass grafting in elderly patients. N Engl J Med 2013；368：1189-98.
6) Hemmerling TM, Olivier JF, Basile F, et al. Bispectral index as an indicator if cerebral hypoperfusion during off-pump coronary artery bypass grafting. Anesth Analg 2005；100：354-6.
7) Hemmerling TM, Romano G, Terrasini N, et al. Anesthesia for off-pump coronary artery bypass surgery. Ann Card Anesth 2013；16：28-39.
8) Lang RM, Bierig M, Devereux RB, et al. Recommendations for chamber quantification. J Am Soc Echocardiogr 2005；18：1440-63.

9) Couture P, Denault A, Limoges P, et al. Mechanisms of hemodynamic changes during off-pump coronary artery bypass surgery. Can J Anaesth 2002 ; 49 : 835-49.

(伊藤　明日香)

第IV章 心臓血管外科麻酔

10 ステントグラフト

Key Words
胸部ステントグラフト内挿術（TEVAR）
局所脳酸素飽和度（rSO$_2$）
スパイナルドレナージ（CSFD）
運動誘発電位（MEP）
脊髄虚血

症例経過 1

70歳、男性、身長165 cm、65 kg。10年前に腹部大動脈瘤に対してステントグラフト内挿術（endovascular aortic repair：EVAR）を施行された。今回、術後経過観察目的の胸腹部造影CT検査で胸部下行大動脈瘤を指摘され、胸部ステントグラフト内挿術（thoracic endovascular aortic repair：TEVAR）、左鎖骨下動脈塞栓術が予定された。既往歴は高血圧、腎硬化症によると思われる中等度腎機能障害（GFR 43）を認めた。術前に血管外科医から、脊髄虚血のリスクが高いため周術期の脊髄保護を依頼された。

設問

術中モニタリングとして適切なものは何か。（○△×）をつけよ。

1）上下肢のSpO$_2$
2）体外式連続心拍出量測定用センサー（FloTrac sensor®）
3）局所脳酸素飽和度（rSO$_2$）
4）脳脊髄液圧（CSFP）
5）運動誘発電位（MEP）

解説

1）上下肢のSpO$_2$（○）
本症例のように弓部分枝が手術範囲に含まれる場合、手術操作で上肢の血流は遮断されたりするため、上肢のみではSpO$_2$をモニタリングできない時間が生じてしまう。そのため下肢にもSpO$_2$モニターを装着すべきである。

2）体外式連続心拍出量測定用センサー（FloTrac sensor®）（○）
大血管の手術においては血行動態の厳格な管理が求められるため、

観血的動脈圧測定は当然必要となる。さらに本症例のように脊髄虚血のリスクが高い患者においては、心拍出量を高く保つ必要があるため、動脈圧波形から心拍出量を算出できる体外式連続心拍出量測定用センサーは有用である。

また動脈圧ラインを確保する部位についてであるが、本症例は左鎖骨下動脈を塞栓するため右上肢に確保するべきである。

3）rSO_2（○）

非心臓手術における周術期脳梗塞の発生率は0.1％程度であるのに対し、TEVARにおいては5％との報告もあり[1]、局所脳酸素飽和度（regional cerebral oxygen saturation：rSO_2）は必須のモニターである。

4）CSFP（○）

胸腹部大動脈手術における最も重篤な合併症の一つに、脊髄虚血による対麻痺が挙げられる。TEVARにおける発生頻度は3～12％とされている[2]。詳細は後述するが、脊髄虚血予防のために脊髄灌流圧（spinal cord perfusion pressure：SCPP）を高く保つことが推奨されており[3]、スパイナルドレナージ（cerebrospinal fluid drainage：CSFD）により脳脊髄液圧（cerebrospinal fluid pressure：CSFP）をモニタリングし、適正にコントロールすることは重要である。

5）MEP（○）

対麻痺予防のためには、脊髄機能障害を早期に発見し、適切な介入を行うことが重要である。運動誘発電位（motor evoked potential：MEP）は脊髄虚血の高リスク症例ではモニタリングすべきである。

ステントグラフト内挿術のモニタリングを考えるうえで重要なことは、まず第一に手術操作により血流がどのような影響を受けるかを把握しておくことである。例えば、左上肢に動脈圧ラインを確保しているのにもかかわらず、左鎖骨下動脈クランプによる血流の低下を体血圧の低下と勘違いし昇圧薬を連続投与すれば、大動脈基部は異常高血圧になってしまうだろう。冷静に考えればあたりまえのことであるが、大血管に手術操作が及ぶ場合、全身の血圧・血流が一様ではなくなることを念頭に置き、観血的動脈圧測定やSp_{O_2}の解釈をするべきである。

表1　TEVAR時の脊髄虚血の危険因子

- 腎機能障害
- 心房細動
- 腹部大動脈瘤の手術歴
- 重度の動脈硬化病変
- 術中・術後の低血圧
- 外腸骨動脈損傷
- 左鎖骨下動脈・内腸骨動脈塞栓
- 胸部下行大動脈から腹部大動脈にかけての広範囲にわたるステントグラフト留置

　次に、最終的にステントグラフトやコイル塞栓などにより臓器血流がどのように変化するかを考え、血流が低下しうるような臓器については適切にモニタリングすることが重要となる。具体的には、脳や脊髄といった中枢神経系などが挙げられ、脳についてはrSO_2や bispectral index(BIS)による脳波のモニタリング、脊髄についてはCSFPやMEP、体性感覚誘発電位（somatosensory evoked potential：SEP）などである。表1にTEVARにおける脊髄虚血の危険因子を記す[3,4]。

　また、ステントグラフト内挿術の適応になる患者は、心疾患や脳血管障害などの併存疾患を多くかかえている可能性が高いため、他の手術患者よりも慎重なモニタリングの選択が必要なことは言うまでもない。

ステントグラフト内挿術のモニタリング、術式・患者状態を把握したうえで慎重な選択を！

症例経過2

　全身麻酔での管理を予定し、標準モニタリング（日本麻酔科学会）のほか、体外式連続心拍出量測定用センサー（Flotrac sensor®）、rSO_2、CSFD、MEPを使用することとした。

■■■設　問■■■

術中管理について、脊髄保護の観点から適切と思われるものは何か。（○△×）をつけよ。

1）Sp_{O_2}を98％以上に保つ
2）過換気にする
3）高血糖を避ける
4）深い筋弛緩を維持する
5）全静脈麻酔（TIVA）で維持する

1）Sp_{O_2}を98％以上に保つ（○）

　Sp_{O_2}が低下すると、脊髄血管の拡張からCSFPの上昇を来し、SCPPの低下につながってしまうため、Sp_{O_2}は高く維持する。また、酸素運搬能の観点からも低酸素血症は好ましくない。

2）過換気にする（×）

　Pa_{CO_2}が上昇すると脊髄血管の拡張を来し、上記1）と同様の機序でSCPPの低下を来す。しかし逆に過換気にしてPa_{CO_2}を低下させると、脊髄血管の過度の収縮を来し血流が低下するため、Pa_{CO_2}は正常範囲内（35～40 mmHg）を目標とする必要がある。

3）高血糖を避ける（○）

　虚血時の神経障害を増悪させるため、高血糖は避けるべきである。

4）深い筋弛緩を維持する（×）

　不動化を得るためには重要と思われるが、MEPをモニタリングする必要があるため、深い筋弛緩状態は避けるべきである。

5）TIVAで維持する（○）

　一般的に、吸入麻酔薬はMEPに強く影響するといわれている。プロポフォールも濃度依存性に影響するが、その程度は吸入麻酔薬よりは小さいとされているため、全静脈麻酔（total intravenous anesthesia：TIVA）で維持する。

　術中に脊髄が機能障害に陥る原因は、虚血や外傷、圧迫などさまざまであるが、TEVARにおける脊髄損傷は虚血が原因となって生じる。脊髄虚血は術後の対麻痺へとつながる、極めて重篤な合併症の一つである。脊髄虚血の脅威から患者を守るために麻酔科医ができることは、①適正な脊髄モニタリングを施行できる環境を提供すること、②適正なSCPPを維持すること、③脊髄虚血の増悪因子を除去すること、

表 2 麻酔薬の MEP への影響

カテゴリー	薬物名	MEP 抑制の程度
揮発性吸入麻酔薬	イソフルラン	↓↓↓
	セボフルラン	↓↓↓
	デスフルラン	↓↓↓
	亜酸化窒素	↓↓
静脈麻酔薬	バルビツレート	↓↓↓
	ベンゾジアゼピン	↓↓
	プロポフォール	↓↓
	ケタミン	→
オピオイド	フェンタニル	↓
	レミフェンタニル	→

(Kawaguchi M, Furuya H. Intraoperative spinal cord monitoring of motor function with myogenic motor evoked potentials : a consideration in anesthesia. J Anesth 2004 ; 18 : 18-28 より一部改変引用)

の 3 つに大別される。

① 適正な脊髄モニタリング環境の提供

　脊髄モニタリングには SEP と MEP がある。SEP は後脊髄動脈により灌流される感覚路のモニターであり、MEP は前脊髄動脈により灌流される運動路のモニターである。対麻痺は前脊髄動脈が灌流する脊髄腹側の運動路の虚血に基づく症状のため、SEP ではなく、MEP が選択される。

　術中をとおして適正に MEP をモニタリングするためには麻酔法に少々工夫が必要となる。まず維持麻酔薬の選択であるが、レミフェンタニルとケタミンを除いたほとんどすべての麻酔薬は MEP を抑制する（表 2）。静脈麻酔薬も MEP を抑制するが、揮発性吸入麻酔薬に比してその程度が小さいため、MEP をモニタリングする手術における維持麻酔薬のゴールドスタンダードは、プロポフォールとされている[5]。しかし、維持麻酔薬にデスフルランを用いても MEP に影響しなかったとする報告もあり[6]、必ずしも TIVA でなければならないというものではないようである。

　また、筋弛緩薬は当然のことながら MEP を抑制するため、その使用には注意を要する。四連反応比（train-of-four ratio : TOF-ratio）

0.45〜0.55が適正な筋弛緩レベルとする報告もある[7]が、著者の施設ではMEPをモニタリングする症例では基本的に麻酔導入後の筋弛緩薬の追加投与はしていない。

② 脊髄灌流圧（SCPP）の維持

脊髄灌流圧（SCPP）＝平均動脈圧（MAP）－［脳脊髄液圧（CSFP）と中心静脈圧（CVP）のうち高いほう］

〔MAP（mean arterial pressure）、CVP（central venous pressure）〕

上記の式で求められるSCPPを60 mmHg以上に維持することが脊髄保護の観点から推奨されている[3]。術中の実際の管理方法は、CSFPを12 cmH$_2$Oの設定から開始し、排液量が30 mL/2 hrを超えた場合2 cmH$_2$O上げ、0 mL/2 hrの場合2 cmH$_2$O下げる[8]。設定のCSFPから目標のMAPを計算する。計算をする際、mmHgとcmH$_2$Oの単位変換を忘れないように注意する。

また、脊髄血流も脳血流と同様に血液ガスによる制御を受けている。制御の程度については報告により異なるが、基本的には脳血流と同様に、低酸素・高二酸化炭素血症で血管の拡張を来し[9]、CSFPの上昇によりSCPPの低下をまねく。また低二酸化炭素血症は脊髄血管の過度の収縮から血流の低下を来すため、35〜40 mmHgを目標とする。

③ 脊髄虚血増悪因子の除去

脊髄虚血を増悪させる因子として、まず高血糖が挙げられる。高血糖により虚血時の神経障害が増悪することは広く知られていることではあるが、The Normoglycemia in Intensive Care Evaluation and Surviving Using Glucose Algorithm Regulation (NICE-SUGAR) trialなどで強化インスリン療法が否定された今、目標血糖値は180 mg/dL以下程度とするのが適切であろう。

その他の因子としては周術期オピオイドの使用が挙げられるが、こちらについては後述する。

脊髄虚血は重篤な合併症！
適正なモニタリングと脊髄に「やさしい」管理で予防しよう！

症例経過 3

　局所麻酔下に右橈骨動脈より動脈圧ラインを確保したうえで、レミフェンタニル 0.3 μg/kg/min-プロポフォール TCI（target-controlled infusion）3.0 μg/mL-ロクロニウム 50 mg で麻酔導入した。血管造影で両側椎骨動脈の血流が十分にあることを確認したうえで右大腿動脈よりシースを挿入し、左鎖骨下動脈をカバーするようにステントグラフトを留置した。ステントグラフトを留置したのち rSO$_2$ が両側とも急激に低下し始め、ベースラインより 20% 以上低下した。他のバイタルサインに大きな変化は認められなかった。

■■■ 設　問 ■■■

鑑別診断として適切なものは何か。（○△×）をつけよ。
- 1）モニタリング不良
- 2）貧血
- 3）脳塞栓症
- 4）逆行性大動脈解離
- 5）ステントグラフト位置異常

1）モニタリング不良（○）
　あらゆるモニターは不具合を起こす危険性をはらんでいることを忘れてはいけない。急に値が出なくなったわけではなく低下していき低値となったことを考えると可能性は低いかもしれないが、センサー貼付部や接続コードのチェックなどで即座に除外可能なため、真っ先に鑑別すべきである。

2）貧血（△）
　rSO$_2$ 低下の原因の一つとして貧血は考えうるが、急激な rSO$_2$ の低下を来すような貧血であれば、低血圧などほかのバイタルサインの変化を認めるはずである。

3）脳塞栓症（△）
　前述のように rSO$_2$ をモニタリングする理由の一つとして TEVAR における周術期脳梗塞の発生率が高いことが挙げられる。しかし両側同時発症となると、その可能性は低いだろう。

4）逆行性大動脈解離（○）

TEVAR 中の逆行性大動脈解離の発生率は 1〜3%[10]とされており、弓部分枝を巻き込んだ解離の場合その血流低下をまねくことが考えられる。rSO_2低下の原因として挙げるべき鑑別診断である。

5）ステントグラフト位置異常（○）

本症例のように左鎖骨下動脈をカバーしてステントグラフトを留置する場合、ほんの数 cm 中枢側にずれただけで左総頸動脈、腕頭動脈を閉塞しうる。もし万が一腕頭動脈までカバーしてしまった場合、全脳虚血の危険性もあるため、迅速な処置が必要になる。早急に否定すべき鑑別である。

---

rSO_2低下時の鑑別のアルゴリズムは、日本心臓血管麻酔学会よりガイドラインが出されている（図1）。図は人工心肺使用時のアルゴリズムであるが、著者は TEVAR の麻酔において、このアルゴリズムの人工心肺関連のカニューレによる項目をステントグラフトやシースに置き換えて参考にしている。

---

rSO_2低下、アルゴリズムに則って適切な評価と対応を！

症例経過 4

血管造影の結果、ステントグラフトの位置は問題なかったが、腕頭動脈・左総頸動脈ともに血流が著明に低下しており、ステントグラフト留置により逆行性大動脈解離を来したことが疑われた。

■■■ 設 問 ■■■

ただちにとるべき対応として適切なものは何か。（○△×）をつけよ。

1）麻酔科上級医を呼ぶ
2）低血圧を許容する
3）経食道心エコー検査（TEE）を行う
4）中心静脈カテーテル（CVC）を挿入する

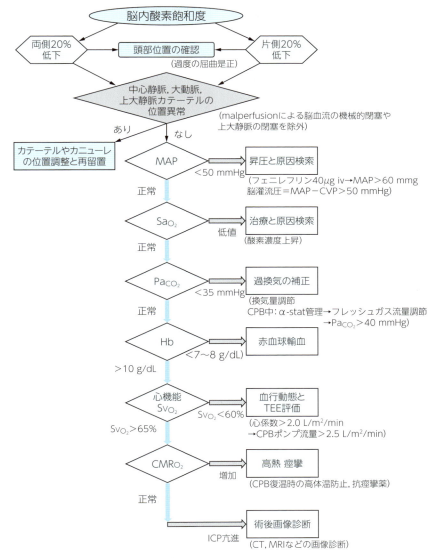

図1 人工心肺使用心臓手術における rSO_2 低下時の鑑別フローチャート

SvO_2：mixed venous oxygen saturation（混合静脈血酸素飽和度），CPB：cardiopulmonary bypass（人工心肺），$CMRO_2$：cerebral metabolic rate of oxygen（脳酸素消費量），ICP：intracranial pressure（頭蓋内圧）

〔日本心臓血管麻酔学会．学術委員会脳脊髄部門報告．心臓血管麻酔における近赤外線脳酸素モニターの使用指針．http://www.jscva.org/uploads/userfiles/files/NIRS使用指針【最終】.pdf（2017年7月閲覧）より引用〕

5）臨床工学技士（ME）に連絡し人工心肺回路の組み立てを依頼する

1）麻酔科上級医を呼ぶ（○）
　現時点ではバイタルサインは安定しているが、術中の逆行性大動脈解離は緊急事態であり、いつ急変してもおかしくないため、何よりもまず call for help である。
2）低血圧を許容する（△）
　大動脈解離の進行を防ぐという意味では適切だが、CSFP 60 mmHg 以下が脊髄虚血の危険因子[3]であることを忘れてはならない。脊髄虚血の高リスク患者である以上、高血圧を回避しながらも可能なかぎり平均血圧は 70 mmHg 以上に保つ必要がある。
3）TEE を行う（○）
　早期診断・早期介入が重要となるため、血管造影だけでなく経食道心エコー検査（transesophageal echocardiography：TEE）でも病態の把握に努めるべきである。
4）CVC を挿入する（○）
　TEVAR だけであれば必ずしも必要ないが、全弓部大動脈人工血管置換術となると血管作動薬が必要となる可能性が高いため、中心静脈カテーテル（central venous catheter：CVC）の挿入は適切であると考えられる。
5）ME に連絡し人工心肺回路の組み立てを依頼する（○）
　速やかに人工血管置換術に移行する必要があるため、適切である。

　TEVAR 施行中の逆行性大動脈解離は、その発生率は 1〜3%[10]と決して高い頻度で起こる合併症ではない。しかしひとたび発生するとその後の対応一つ一つが患者予後に直結する極めて重篤な合併症であるため、常に頭の片隅に想定しておかなければならない。重要なことは、①早期診断と②迅速な人工血管置換術への移行である[10]。

① 早期診断
　早期診断は血管造影で可能ではあるが急変時は情報が絶対的に不足しているため、TEE も併用して大動脈弁閉鎖不全合併の有無や弓部分

枝の血流など、病態の早期把握に努める。また、急性期の大動脈解離は刻一刻と病態が変化していくため、解離腔の経時変化をモニタリングするうえでも TEE は有用である。

② 迅速な人工血管置換術への移行

人工血管置換術へ迅速に移行するうえで重要なことは、バイタルサインを適切に維持しながら、速やかに環境を整備することである。バイタルサインは、解離腔の進行を防ぐことと臓器血流を維持するという相反する目標を達成する必要がある。本症例のように脊髄虚血の危険性が高い場合、SCPP 60 mmHg 以上を保ちながら高血圧を避ける管理が求められる。

環境整備については、TEVAR をどこで行っていたかによって異なってくる。ハイブリッド手術室であれば移動の必要はないが、血管造影室の場合当然のことながら手術室への移動が求められる。急変時の部屋移動は困難を極めるため、TEVAR を血管造影室で行っている施設では、事前にシミュレーションを十分に行っておく必要がある。場所の問題を解決したうえで、人工心肺回路の準備や必要なラインの追加などを行う。

 術中の大動脈解離、早期に診断し、迅速に手術へ！

症例経過 5

ME に人工心肺回路を組み立ててもらっている間に CVC、TEE を挿入した。大腿動脈送血・大腿静脈脱血で人工心肺を確立し、胸骨正中切開アプローチで全弓部大動脈人工血管置換術を施行した。手術時間 13 時間、出血量 3,000 mL、輸血量は赤血球液（red blood cells：RCC）10 単位、新鮮凍結血漿（fresh frozen plasma：FFP）12 単位、濃厚血小板（platelet concentrate：PC）10 単位であった。術中の MEP の所見は問題なかった。術後第 1 病日に覚醒させ四肢の動きを確認したところ、両下肢の運動麻痺を認めた。

■設 問■

対応として適切なものは何か。（○△×）をつけよ。

1）脊髄灌流圧（SCPP）を 80 mmHg に保つ
2）CSFP を 6 cmH$_2$O まで下げる
3）ヘモグロビン（Hb）10 mg/dL を目標に輸血する
4）心係数（CI）を 3.0 以上に保つ
5）ナロキソンの投与を検討する

1）SCPP を 80 mmHg に保つ（○）

脊髄虚血の徴候が認められないときは SCPP を 60 mmHg 以上に保つことが推奨されている[3]が、脊髄虚血が疑われるときにはさらに一段基準を厳しくし 80 mmHg 以上に保つべきとされている[8]。

2）CSFP を 6 cmH$_2$O まで下げる（○）

上記 1）と同様に、脊髄虚血の徴候が認められないときは CSFP を 12 cmH$_2$O で管理を開始し髄液の排出の程度により増減させる[8]が、脊髄虚血が疑われるときには 6 cmH$_2$O で管理を開始する[8]。

3）Hb10 mg/dL を目標に輸血する（○）

脊髄への酸素運搬の観点から、Hb 10 mg/dL 以上が推奨されている[8,11]。

4）CI を 3.0 以上に保つ（○）

上記 3）と同様、脊髄への酸素運搬の観点から、心係数（cardiac index：CI）を 3.0 以上に保つことが推奨されている[8]。

5）ナロキソンの投与を検討する（○）

疼痛管理が複雑になってしまうという欠点はあるものの、脊髄虚血に対する効果の報告は散見され[12]、検討には値すると考える。

ステントグラフト内挿術による対麻痺は、術中発症よりも術後に発症する遅発性対麻痺が多いとされている[13]。その発症時期は、術後数時間から約 1 ケ月程度まで幅広く報告がある。発症時の管理としては、基本的に脊髄に「やさしい」管理を継続するのが第一であるが、その基準を一段厳しくして管理をする（表 3）。これらの管理は、術中に MEP の所見から脊髄虚血が疑われた際の管理と共通する。

表3 脊髄虚血徴候の有無による脊髄保護治療の違い

	脊髄虚血徴候（−）	脊髄虚血徴候（＋）
SCPP	≧60 mmHg	≧80 mmHg
CSFDの初期設定圧	12 cmH$_2$O	6 cmH$_2$O
心拍出量	低心拍出量を避ける	≧3.0 L/min/m^2
Hb	貧血を避ける	≧10 g/dL
薬理学的脊髄保護	なし	ステロイド，ナロキソンの投与を検討

〔日本集中治療教育研究会（JSEPTIC）．胸腹部大動脈手術脊髄虚血予防・治療マニュアル．www.jseptic.com/journal/mm110602_01.pdf（2017年3月閲覧）を参考に作成〕

　また脊髄虚血に対するナロキソン投与の是非については意見の分かれるところであるが、オピオイドの投与により増悪した脊髄虚血がナロキソンにより改善したという報告があること[12]から、脊髄虚血時には投与を検討してもよいのではないかと著者は考えている。

 ステントグラフト内挿術の脊髄虚血は遅発性対麻痺が多い！手術が無事に終わっても油断は禁物！

本症例のポイント

　大血管手術の麻酔は、すべての手術麻酔のなかで最も高リスクなものの一つである。それは、人工血管置換術であれ血管内治療であれ外科的手技の難易度が高く重篤な合併症が多いという手術因子に加え、大血管手術の適応になる患者はさまざまな併存疾患をかかえていることが多いという患者因子の2つの側面から、知識や技術、判断力、コミュニケーション能力などが高いレベルで必要とされるためである。

　特に脊髄虚血に関してはいまだに不明確な部分が多く、どんなに手を尽くしても防ぎきることのできないことがあることも事実である。しかしこういったチャレンジングな領域だからこそ、現時点で最も正しいとされていることを一つ一つ確実に行っていくことが肝要であると考える。

【文 献】

1) Zahn R, Erbel R, Nienaber CA, et al. Endovascular aortic repair of thoracic aortic disease : early and 1-year results from a German multicenter registry. J Endovasc Ther 2013 ; 20 : 265-72.
2) Keith CJ Jr, Passman MA, Carignan MJ, et al. Protocol implementation of selective postoperative lumbar spinal drainage after thoracic aortic endograft. J Vasc Surg 2012 ; 55 : 1-9.
3) Fedorow CA, Moon MC, Mutch WA, et al. Lumbar cerebrospinal fluid drainage for thoracoabdominal aortic surgery : rationale and practical considerations for management. Anesth Analg 2010 ; 111 : 46-58.
4) Messe SR, Bavaria JE, Mullen M, et al. Neurologic outcomes from high risk descending thoracic and thoracoabdominal aortic operations in the era of endovascular repair. Neurocrit Care 2008 ; 9 : 344-51.
5) Kawaguchi M, Furuya H. Intraoperative spinal cord monitoring of motor function with myogenic motor evoked potentials : a consideration in anesthesia. J Anesth 2004 ; 18 : 18-28.
6) Bala E, Sessler DI, Nair DR, et al. Motor and somatosensory evoked potentials are well maintained in patients given dexmedetomidine during spine surgery. Anesthesiology 2008 ; 109 : 417-25.
7) van Dongen EP, ter Beek HT, Schepens MA, et al. Within-patient variability of myogenic motor-evoked potentials to multipulse transcranial electrical stimulation during two levels of partial neuromuscular blockade in aortic surgery. Anesth Analg 1999 ; 88 : 22-7.
8) 日本集中治療教育研究会（JSEPTIC）．胸腹部大動脈手術脊髄虚血予防・治療マニュアル．www.jseptic.com/journal/mm110602_01.pdf（2017年3月閲覧）
9) 飯田宏樹．脊髄保護に関して．日臨麻会誌 2007 ; 27 : 599-607
10) Idrees J, Arafat A, Johnston DR, et al. Repair of retrograde ascending dissection after descending stent grafting. J Thoracic Cardiovasc Surg 2014 ; 147 : 151-4.
11) Safi HJ, Miller CC 3rd, Huynh TT, et al. Distal aortic perfusion and cerebrospinal fluid drainage for thoracoabdominal and descending thoracic aortic repair : ten years of organ protection. Ann Surg 2003 ; 238 : 372-80.
12) Kakinohana M, Marsala M, Carter C, et al. Neuraxial morphine may trigger transient motor dysfunction after a noninjurious interval

of spinal cord ischemia : a clinical and experimental study. Anesthesiology 2003 ; 98 : 862-70.
13) Ullery BW, Cheung AT, Fairman RM, et al. Risk factors, outcomes, and clinical manifestations of spinal cord ischemia following thoracic endovascular aortic repair. J Vasc Surg 2011 ; 54 : 677-84.

（木村　斉弘）

第Ⅳ章 心臓血管外科麻酔

11 TAVI

Key Words
大動脈弁狭窄症（AS）
経カテーテル的大動脈弁植え込み術
合併症
rapid pacing

症例経過 1

　86歳、女性、身長142 cm、体重38 kg、肥満指数（body mass index：BMI）18 kg/m^2。以前から大動脈弁狭窄症（aortic stenosis：AS）を指摘されており、かかりつけ医から外科的大動脈弁置換術（surgical aortic valve replacement：SAVR）を勧められていたが、拒否していた。ASの進行に伴い心不全を数回起こしたことをきっかけに、経カテーテル的大動脈弁植え込み術（transcatheter aortic valve implantation：TAVI）を施行する方針となった。心電図は房室ブロック、右脚ブロックの所見は認めず、洞調律であった。経胸壁心エコー検査（transthoracic echocardiography：TTE）では、大動脈弁は3尖弁であり、大動脈弁弁口面積（AVA）0.57 cm^2、最大血流速度（Vmax）4.9 m/s、最大圧較差（maxPG）96 mmHgと重症のASであった。駆出率（EF）66％と収縮能は保たれており、左室拡張末期径/左室収縮末期径（LVDd/Ds）51/33 mm、1回心拍出量36 mL、局所の壁運動低下はなく、左心系に負荷所見があり、肺動脈楔入圧（pulmonary capillary wedge pressure：PCWP）が42 mmHgであった。大動脈弁閉鎖不全症（aortic regurgitation：AR）、僧帽弁閉鎖不全症（mitral regurgitation：MR）は軽度で、心嚢液が443 mL貯留していた。既往に高血圧、小児喘息、脳梗塞があった。脳梗塞による麻痺はなく、日常生活動作（activities of daily living：ADL）はつかまり歩行ができる程度でNYHA（New York Heart Association）分類はⅢであった。術前にハートチームでカンファレンスを行い、手術の最終決定を行うこととなった。

───■■■ 設　問 ■■■───

カンファレンスをするために事前に行っておくべき検査は何か。（○△×）をつけよ。

　　　1）心臓カテーテル検査
　　　2）3D-CT 検査
　　　3）経食道心エコー検査（TEE）
　　　4）ドブタミン負荷心エコー検査
　　　5）ホルター心電図検査

1）心臓カテーテル検査（○）

　TAVI は心機能の低下した症例が多く、またカテーテル・デバイスなどの直接刺激による血行動態の変化が加わるため、循環動態の変動が激しい。また、デバイスによっては術中に頻脈を起こして心臓の動きを止める必要がある。そのため、冠動脈血流が著しく低下する。冠動脈病変を確認しておくべきである。

2）3D-CT 検査（○）

　使用する弁の大きさやアクセス経路の選択に使用する。合併症（後述）が起こりやすいかどうかの精査にも有用である。頸部まで撮影している場合、中心静脈（CV）やペースメーカの穿刺部位と他の組織との位置関係の確認を行うこともできる。

3）TEE（△）

　重症の AS 患者であり、侵襲度の高い検査は必要がなければ行わないほうがよい。この症例では、脳梗塞の原因として心原性を疑う場合には経食道心エコー検査（transesophageal echocardiography：TEE）は必要となるかもしれない。

4）ドブタミン負荷心エコー検査（×）

　この検査は心機能の低下した AS の診断に用いる検査である。この症例の場合必要ないと思われる。

5）ホルター心電図検査（△）

　心電図は洞調律であるため、患者からの問診で不整脈のエピソードがなければ必須ではない。

```
┌─────────────────────────────────────────────┐
│ アクセス経路の確保（大腿動脈，腸骨動脈，心尖部，大動脈など）│
│ ペーシングカテーテル挿入，check                │
└─────────────────────────────────────────────┘
                    ↓
┌─────────────────────────────────────────────┐
│ ワイヤーで大動脈弁を通過，左室内にワイヤー留置    │
└─────────────────────────────────────────────┘
                    ↓
┌─────────────────────────────────────────────┐
│ バルーンカテーテル挿入                         │
│ balloon aortic valuvuloplasty（BAV）← rapid ventricular pacing（RVP）│
└─────────────────────────────────────────────┘
                    ↓
┌─────────────────────────────────────────────┐
│ 弁の挿入，位置調整，                           │
│ 弁留置（deploy）           ← rapid ventricular pacing（RVP）│
└─────────────────────────────────────────────┘
```

図1　TAVIの一般的手順
（弁の種類により異なる）

　TAVIとは、カテーテル手技を用いて大動脈弁位付近に生体弁を留置する手術である。SAVRで必要となるような胸骨切開や人工心肺の導入、心停止を行う必要がなく、生体への手術侵襲がより少ない。そのため、SAVRが適応とされない患者や手術リスクが極めて高い患者が良い適応とされる。

＜TAVIの手順＞

TAVIの一般的手順を図1に示す。

① まずアクセス血管を確保し、デバイスを挿入していく。
② 次に、まずバルーンカテーテルを挿入し、rapid ventricular pacing（RVP）下に狭窄した弁を広げる前拡張バルーン大動脈弁形成術（ballon aortic valvuloplasty：BAV）を行う（デバイスの進歩に伴い、BAVを省略するdirect deploymentも多くなってきた）。
③ その後、弁を乗せたカテーテルを挿入し、弁を目標とする位置まで持っていき、RVP下に留置する。

11. TAVI

＜RVPについて＞

RVPは160〜220 beats/minと高頻度で心室ペーシングを行うことにより、左室の心拍出量を制限してBAVと弁留置を行いやすくする方法である。

RVPを行うと血圧、脈圧ともにすぐに下がり、透視で心臓の動きが小刻みになるのが分かる。一般的には収縮期血圧50 mmHg以下、脈圧10 mmHg以下で心拍出量が十分低下する。そのため、透視での心臓の動きに加えて血圧、脈圧を指標としながら行う。RAP中にペーシング不良となると、その瞬間に心臓が大きく動き、バルーンがすれたり、弁が意図しないところに留置されたりしてしまうこともあるため、ペーシングカテーテル挿入後には必ずチェックを行っておく。ペーシングのコントロールは術者、臨床工学技士（ME）、麻酔科医など施設によりさまざまであるが、麻酔科医が行う施設が多いようである。

RVPは頻脈と低心拍出状態を人為的に起こし、冠血流の維持を困難にする。冠血流の維持のため、RVPの開始時の血圧は110〜120 mmHg以上にすることが推奨されている。RVP後の血圧の回復は個人差が大きく、一般的に低心機能の症例ほど、また長時間に及ぶほど悪い傾向である。また、RVP後は徐脈となることが多く、時には心拍再開が遅れ、その結果循環破綻が起こることがあるため、RVP後は必ずバックアップペーシングの設定をしておく。適切な循環管理を行って準備をしていたとしても、RVP後は急激な血行動態の悪化、循環破綻が起こり、場合によっては補助循環の導入などが必要となるため、迅速な対応ができるように準備を行う。

＜TAVIの適応＞

一般的には80〜85歳以上で、ADLが低下した状態や呼吸器合併症、免疫抑制薬投与中、基部から上行大動脈の石灰化が強い症例、再手術などの高リスクな患者が適応となる。

"2014年版先天性心疾患、心臓大血管の構造的疾患に対するカテーテル治療のガイドライン（日本循環器学会ほか）"[1)]では、TAVIの適応（非解剖学的）は次のようになっている。

- レベルA：非心臓疾患での予後が1年以内と見込まれる患者（ク

ラスⅢ）
- レベルB：通常の AVR が手術不可能（inoperable）とされる患者（クラスⅠ）、通常の AVR が high risk と判断される患者（クラスⅡa）
- レベルC：周術期リスクスコアである EuroSCORE（European System for Cardiac Operative Risk Evaluation）や STS（米国胸部外科学会）スコアにて評価困難な併存症（肝硬変、極度な frailty、porcelain aorta など）にて AVR が high risk と判断される患者（クラスⅡa）、通常の AVR が inoperable、high risk と判断される患者への緊急 TAVI（クラスⅡb）、慢性維持透析患者（クラスⅢ）、感染性心内膜炎患者（クラスⅢ）、通常の AVR が intermediate risk と判断される患者（クラスⅢ）、通常の AVR が low risk もしくは extreme high risk と判断される患者（クラスⅢ）

＜患者のリスク検索＞

　TAVI のメリットは開心術よりも侵襲が少ないため、早期離床ができ、早期退院、ADL の向上が期待できることである。そのため、通常の開心術の患者のリスク評価に加えて、手術室での抜管と早期リハビリテーションの開始が予後にかかわるため、抜管が困難になるような合併症は注意深く検索を行う。また、TAVI の合併症（後述）が起きやすい要因がないか検索する。3D-CT や心臓カテーテル検査は必須の検査である。心電図で右脚ブロックのある症例では術後完全房室ブロックに移行しやすいといわれている[2]ので確認しておく。

＜TAVI の主な合併症＞

　血管合併症（アクセス血管の損傷）、脳卒中、房室伝導障害、大動脈弁閉鎖不全症、冠動脈閉塞、大動脈弁輪破裂、急性腎機能障害など[3,4]

＜3D-CT のポイント＞

　術野で弁を見て弁を縫いつけるわけではなく、数十秒かけて留置するだけである。弁が小さすぎると左室内に落下するし、大きすぎると弁輪破裂などの致命的合併症を起こす。冠動脈が低い位置から出てい

たり、大動脈弁の弁尖に粗大な石灰化があるような症例では、冠動脈閉塞のリスクが高くなる。また、カテーテル手技で弁を留置するために、弁の向きや、流出路の形状によって弁の位置の調整が難しく、弁留置に時間を要することが推測される場合もある。弁のサイズや形や向き、流出路や石灰化のある部位、大動脈との位置関係や冠動脈などの構造物を目で見ることができる3D-CTの情報は、症例ごとの手技の難易度を知ることができ、また重大な合併症の発生予測にも有用である。

TAVIではカンファレンスで症例検討を行い、弁のサイズやカテーテルの種類などを術者が決定する！

患者自身のリスクの検討に加えて、アクセスや手順と決定までのプロセスやその特徴を知っておくことで、重大合併症の予測につながる！

より安全に管理するためには検査所見から予測される合併症に対し、事前にカンファレンスなどで対策を準備することが重要である！

症例経過 2

手術歴に子宮がんの手術があり、深部静脈血栓症（deep vein thrombosis：DVT）による肺塞栓症（pulmonary embolism：PE）を起こした既往から、下大静脈フィルターが留置されていた。3D-CT所見では下肢のアクセス血管の血管径に問題はなかったが、腹部大動脈にヘアピン様の屈曲があった。

■■■ 設 問 ■■■

術前のカンファレンスで話し合っておくべきポイントは何か。（○△×）をつけよ。

1）ペーシングテストの有無
2）冠動脈保護の有無
3）弁の種類とアクセス経路
4）緊急時経皮的心肺補助（PCPS）のアクセス経路

1）ペーシングテストの有無（○）

RVPの効果や血圧の回復をみるため、BAV前に施行してみることがある。使用するデバイスや手術によりRVPは必要でない場合があり（表1）、また、AS解除前であるため危険だという考えのもと、行わない場合もあるので確認が必要である。

2）冠動脈保護の有無（○）

3D-CT画像での冠動脈の高さやA弁弁尖の長さ、石灰化の有無や大きさ、バルサルバ（Valsalva）洞の大きさなどから、主に留置時の冠動脈閉塞のリスクを考慮し、事前に保護を行うか判断する。どのタイミングで行うか、またどこから（大腿または上腕）アプローチするか確認しておく。

3）弁の種類とアクセス経路（○）

アクセスや弁の種類により注意点、手順などに違いがある（表1）。起こる合併症にも特徴があるため必ず術前に確認する。

4）緊急時PCPSのアクセス経路（○）

本症例では下大静脈フィルターが挿入されており、経皮的心肺補助（percutaneous cardiopulmonary support：PCPS）挿入の際、脱血管を大腿動脈から挿入すると下大静脈フィルターの部位までしか挿入できず脱血不良が予測される。そのため代替プランを考えておかなければならない。

TAVIの一般的手順を図1に示したが、弁の種類により手順や合併症に特徴があり、また、患者ごとにも手順を追加する必要がある。そのため、他の手術よりも術者の手技の内容、順番を事前に理解する必要がある。重要なポイントでは心拍単位での血行動態の管理が必要となるため、カンファレンスでチームがそろったところで手順と追加する手技の内容について確認を行う。

＜弁の種類＞

現在日本で認可されているものを表1に示す。

弁は大きく分けてballoon expandable valveとself expandable

表1 弁の種類と特徴

弁	製造元	材質	弁輪サイズ (mm)	カテーテルの太さ (Fr)	アクセス部位	留置方式	弁の位置の再調整	留置時のRAP	特徴
Edwards SapienXT®	Edwards Lifesciences	ウシ心嚢膜	20, 23, 26, 29	16 Fr, 18 Fr, 20 Fr expandable-sheath	TF, TA	Balloon expandable	できない	必要	弁輪部に圧力をかけ留置するため、弁輪に保持する力が強い。Oversizing で基部破裂を起こしやすく、undersizing では弁の逸脱・遊走につながる。弁が正円形に広がろうとするため、弁周囲逆流(PVL)が起きやすい。
Edwards Sapien3®			20, 23, 26, 29	14 Fr, 16 Fr expandable-sheath					PVLを少なくするために skirt 構造がある。弁を無理に広げる必要がなくなり、基部破裂のリスクが減少した。また正確な位置に留置できるように改良された。
Core Valve®	Medtronic	ブタ心嚢膜	26, 29	18 Fr	TF, TAO, SCL	Self expandable		症例による	自己の弁輪の形に追従して広がるため、基部破裂のリスクや skirt はないが、圧着力が弱いため初期に弁周囲逆流が出やすい。構造上房室ブロックを起こしやすい。
Core Valve EvolutR®			23, 26, 29	18 Fr			できる		フレームデザインや skirt の長さの変更により、良好な位置に留置が可能になったため、PVLが減少した。また、弁を完全留置するまでは3回までの弁の留置をやり直すことができる。

valveがあり、表に記したような特徴がある。日本ではSapienXT®に続いてCore Valve®が使用可能になり、現在ではそれぞれ改良を加えたSapien3®、Core Valve EvolutR®も使用可能となっている。各弁の特徴と患者の解剖学的特性を考慮して弁を選んでいる。

＜追加する可能性のある手技＞

通常の手順に加えて、症例により次のような処置が行われることが多い。

- 冠動脈閉塞のリスクがある：冠動脈に事前にワイヤーを通して、すぐに経皮的冠動脈形成術（percutaneous transluminal coronary angioplasty：PTCA）ができるように確保しておく。
- 冠動脈狭窄がある：先にPTCAを行う。
- アクセス血管が狭窄・石灰化している：アクセス血管の解離や破裂を防ぐため、あらかじめステントを留置する。
- 心機能が悪い：PCPSのアクセス血管を確保する（シースを挿入しておく場合もある）。

TAVIはチームワークが重要！

次々と進んでいく手術の流れに従い、術者、助手、内科医、麻酔科医、看護師、MEなどかかわるすべての人がタイミングを合わせ、臨機応変に自分の役割を遂行していく！

最悪の展開も予測して救命処置の手順や役割分担を事前に打ち合わせておくことも必要である！

症例経過 3

大腿動脈からのアプローチではTAVI用の大口径シースの通過が不可能と判断されたため、SapienXT®（Edwards Lifescience）弁を使用し、経心尖アプローチTA-TAVIを行う方針となった。

■■■ 設　問 ■■■

通常の経過でも術中術後に起こることが想定され、対策を行う必要がある事

象は何か。（○△×）をつけよ。
1）心室性不整脈
2）循環虚脱
3）誤嚥性肺炎
4）循環破綻
5）急性大動脈弁閉鎖不全症（AR）

1）心室性不整脈（○）
　左室内にワイヤーが挿入されるため刺激になって起こる。
2）循環虚脱（○）
　ASが一瞬で解除され、循環虚脱することがあるため、その瞬間に備えて心室の容量を保っておく。
3）誤嚥性肺炎（○）
　TA-TAVIでは、手術室での抜管後に鎮痛がうまくいっていないと、喀痰や分泌物の喀出がうまくできないことで誤嚥性肺炎が起こりうる。
4）循環破綻（○）
5）急性AR（○）
　BAV後に起こるが、弁留置後でもサイズや位置異常により起こることがある。

＜TAVIの循環管理の考え方＞
　導入からASの解除までは、開心術のASの管理と同様に、左室の前負荷を適正に維持し、頻脈を避け、後負荷を上げすぎないように循環作動薬を適切に用いて心拍出量を維持することがポイントとなる。心不全歴があり利尿薬を大量に服用している患者も多いため、麻酔導入時から手術開始までに心室の容量を保つように、十分に輸液（場合により輸血）をしておく。手術が始まると、血行動態が各ポイントで変化する。

＜各手技により起こりうること＞
- RVP：ペーシングによる低血圧、低灌流、不整脈、循環破綻など
- 左室内操作：ワイヤーの刺激による心室性不整脈、僧帽弁腱索損

傷、左室穿孔など
- BAV：AR の増悪、massive AR による循環破綻、AS の解除に伴う循環虚脱
- 左室への人工弁挿入：左室後負荷上昇、心拍出量低下、冠動脈血流量の低下
- 留置：長時間の RVP による循環破綻、AS 解除による循環虚脱など

　　　一つ一つの展開を予測し、その変化に対して TEE を含めた各種モニタリングにより得られる情報を総合し、循環作動薬やペースメーカの使用や輸血、輸液により、常に目指す血行動態を保つ！
　　　重大合併症に対応できるよう備える必要があるため、症例ごとに具体的な循環管理の目標を設定しておく必要がある！

■■■ 設　問 ■■■

麻酔管理を行うにあたり、準備しておくものは何か。（○△×）をつけよ。
1）除細動器
2）観血的動脈圧ライン（A line）
3）中心静脈ライン（CV line）
4）肺動脈カテーテル
5）PCPS

1）除細動器（○）
2）観血的動脈圧ライン（A line）（○）
3）中心静脈ライン（CV line）（○）
　この症例では下大静脈（IVC）フィルターを挿入されているためアクセスに制限があり、循環破綻時に PCPS の導入に時間がかかる可能性がある。そのため、慎重な管理が要求される。モニタリングとして、また緊急時に循環作動薬を直接投与するために CV を挿入しておく。
4）肺動脈カテーテル（△）
　心機能が悪い症例、また、担当麻酔科医が肺動脈カテーテルでの管理に慣れている場合、穿刺による合併症リスクも考慮し、使用する。

5）PCPS（○）

＜TAVI の麻酔計画＞
　麻酔法に特定の推奨された方法はなく、ヨーロッパでは大腿動脈アプローチの症例では区域麻酔で行う施設も多い。日本では区域麻酔で行う施設もあるが、症例により全身麻酔に末梢神経ブロックなどを組み合わせて行う施設が多い。特に TA-TAVI では全身麻酔が多く、鎮痛として傍脊椎ブロックなどの区域麻酔を組み合わせて行っている。
　全身麻酔の方法に統一されたものはないが、重症 AS に対する管理が基本となる。それに加えて速やかな覚醒と抜管を目標に、循環・呼吸管理、十分な鎮痛とシバリング、術後悪心・嘔吐（postoperative nausea and vomiting：PONV）の予防などが重要なポイントとなる[5,6]。
　モニタリングや静脈路に関しては、施設によりさまざまである。著者の施設ではトラブルが起きたときに開心術への移行がスムーズにできるよう、開心術と同等の準備としている。

TAVI の患者では手術室での抜管と早期リハビリテーションの開始が予後にかかわる！
　手術手技や麻酔による合併症を最小限にとどめ、術後早期のリハビリテーションにつなげていくことが重要である！

 症例経過 4

　RVP 下に BAV を施行した。BAV 後の心拍数はバックアップレートの 60 beats/min で自己脈は確認できず、血圧が 40 台/10 台 mmHg のままである。

■■■ 設　問 ■■■
この時点で行うべき対応は何か。（○△×）をつけよ。
　1）何もせず様子をみる
　2）ペーシングレートを上げる

3）血管作動薬を使用する
4）緊急事態宣言をする
5）バルーン大動脈弁形成術（BAV）時の造影を確認するよう指示する
6）TEEを確認する

1）何もせず様子をみる（×）
2）ペーシングレートを上げる（○）
　多くは急性のARやRVP後の徐脈による心拍出量の低下からの血行動態の悪化である。まずは心拍出量を上げるよう試みる。
3）血管作動薬を使用する（○）
4）緊急事態宣言をする（○）
　術者は術野や造影、エコー検査所見に集中していることが多いため、バイタルの異常を知らせ、場合によってはPCPSの準備など緊急時の指示を出す。
5）BAV時の造影を確認するよう指示する（○）
　重大な合併症が発生した場合にはBAV時の同時造影で所見がある場合があるため、術者に声をかけ、異常がないことを確認してもらう。
6）TEEを確認する（○）
　各手技の際に重大な合併症が起こっていないかを見つけるためにはリアルタイムで心臓の様子をみることができるTEE所見が有用である。

　最も考えられるARによる血圧の低下に対し、ペーシングレートを上げ、さらに血管作動薬を使い、心拍出量を上げるよう試みる。TEE所見、造影所見などから原因検索をし、重大な合併症が起きていないかどうかを確認しながらその場の血行動態を立て直すことに集中する。BAV直後の低血圧に対して強心薬を大量に投与するとASの解除により血圧が急激に上昇することがあるため、やむをえず血管作動薬を一度に大量投与する場合には血管拡張薬も準備する。この処置で血圧の上昇傾向がみられれば合併症の検索をしつつ、血管作動薬による血行動態維持を続け、弁留置を待つ。それでも血圧が上がらないとき

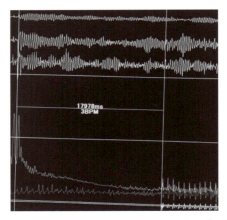

図2　症例経過5：弁留置後のモニター波形

には、必ずハートチーム全体に血行動態の維持が困難な状況であることを伝え、アドレナリンの投与や術者による心臓マッサージ、PCPS導入も考慮する。

 BAVで循環破綻を来すことは想定しておかなければならない！
　血圧は始めからBAV前まで回復しなければいけない訳ではないが、低灌流による心停止も起こりうるため、回復傾向がなければ迅速に介入する！

症例経過5

　急性の重症ARによる循環破綻と判断し、すぐに用意していた弁を留置した。留置後の橈骨動脈の動脈圧波形を示す（図2）。

■■■ 設　問 ■■■

行うべき処置は何か。（○△×）をつけよ。
　1）心臓マッサージ
　2）PCPS導入
　3）電気的除細動（DC）

4）アドレナリンの静注
5）何もせず様子をみる

1）心臓マッサージ（○）
　心室細動（ventricular fibrillation：VF）となっているので、心肺蘇生（cardiopulmonary resuscitation：CPR）を行う。
2）PCPS 導入（△）
　導入の可否は蘇生処置の結果しだいだが、すぐに導入できる準備が必要である。
3）DC（○）
4）アドレナリンの静注（△）
　DC 後に使用する可能性があるため準備をしておく。
5）何もせず様子をみる（×）

　心機能の低下した症例では RVP 後の血圧の回復が悪く、循環破綻のリスクも高い。BAV 時の RVP 後の血圧の回復が悪かった場合には術者に声をかけ、なるべく留置時の RVP を短くしてもらう交渉を行うこともある。本症例では VF となった。まずは除細動を行い、PCPS 準備、蘇生処置をしながら他の重大な合併症が起きていないかを検索する。

　弁留置時には一般的に長時間の RVP が必要になるため、循環破綻や危険な不整脈も起こりうる！
　弁輪破裂、弁の脱落など開胸に移行しなければならない合併症も弁留置時に起こりやすい！
　あらゆる状態に備えて準備すべきである！

本症例のポイント

 本症例では電気的除細動（direct current : DC）を 1 回行い、血管作動薬を使用したところ、血行動態は回復に向かい通常どおり手術室で抜管することができた。

 TAVI はその手術内容から、循環変動が激しく、術中に容易に循環破綻が起こりうる。麻酔科医は、常に最適と思われる血行動態を保ち、各手技で生じる血行動態の変動に迅速に対応することが求められる。

 そのためには麻酔計画が重要であり、各患者について事前に起こりうる合併症を予測する。予測をもとに血行動態の把握に必要と思われるモニターを選択する。緊急薬物、物品、静脈路なども、術前合併症や心機能に合わせてあらかじめ準備しておくと本症例のように危機的な状況に陥ったときにでも、素早く対応できる。

 順調に症例を重ねていても、初心にもどり、常に循環破綻のリスクがあることをハートチーム全体で認識し、準備しておくことで安全に手術を進めることができる。

 TAVI を始めるにあたり、当施設ではハートチームができ、多数の科の医師や多職種のスタッフがお互いに役割分担をし、治療にあたっている。経カテーテルでの弁膜症治療はさらなる適応拡大が期待されており、多様化していく治療に試行錯誤をしながら対応していかなければならない。これからもチームの一員として、麻酔科医は重要な役割を担っていくと考える。

【文　献】

1) 2012-2013 年度合同研究班報告（日本循環器学会，日本医学放射線学会，日本インターベンショナルラジオロジー学会ほか）．先天性心疾患，心臓大血管の構造的疾患（structural heart disease）に対するカテーテル治療のガイドライン（2014 年版）．http://www.j-circ.or.jp/guideline/pdf/JCS2014_nakanishi_h.pdf（2017 年 6 月閲覧）
2) Bagur R, Rodes-Cabau J, Gurvitch R, et al. Need for permanent pacemaker as acomplication of transcatheter aortic valve implantation and surgical aortic valve replacement in elderly patients with severe aortic stenosis and similar baseline electrocardiographic findings. J Am Coll Cardiol Intv 2012 ; 5 : 540-51.

3) Leon MB, Piazza N, Nikolsky E, et al. Standarlized endpoint difinitions for transcatheter aortic valve implantation clinical trials. A consensus report from the valve academic research consortium. J Am Coll Cardiol 2011 ; 57 : 253-69.
4) Kappetein AP, Head SJ, Genereux P, et al. Updated standarlized endpoint difinitions for transcatheter aortic valve implantation. The valve academic research consortium-2 consensus document. J Am Coll Cardiol 2012 ; 60 : 1438-54.
5) 入嵩西毅. 経カテーテル的大動脈弁置換術. 麻酔 2012 ; 61 : 1183-91.
6) 清水 淳. Transcatheter aortic valve replacement（TAVR）の周術期管理：麻酔科医の視点から. Cardiovascular anesthesia 2016 ; 20 : 7-12.

(野中　輝美、上嶋　浩順)

第 V 章　産科麻酔

12　常位胎盤早期剥離

Key Words
常位胎盤早期剥離
産科播種性血管内凝固
全身麻酔

症例経過 1

　28 歳、女性、身長 155 cm、体重 70 kg、妊娠 31 週。深夜、誘因なく突然腹痛自覚し、かかりつけの産婦人科受診。胎児心拍の低下、腹部エコー検査にて胎盤壁の肥厚・胎盤後血種を認め、常位胎盤早期剥離と診断され、高次医療施設に搬送、ただちに帝王切開の予定となった。既往歴に気管支喘息がある。意識は清明、顔面は苦悶様、血圧 110/60 mmHg、心拍数 100 beats/min。血液検査では、ヘモグロビン（Hb）9.0 g/dL、血小板数 9.2 万/μL、D ダイマー 5.5 μg/mL、活性化部分トロンボプラスチン時間（activated partial thromboplastin time：APTT）48 秒、プロトロンビン時間国際標準比（prothrombin time-international normalized ratio：PT-INR）1.56、フィブリノゲン 105 mg/dL、4 時間前にパン 2 個とコップ 1 杯の水を摂取している。搬送 10 分後手術室入室した。入室時、血圧 80/42 mmHg、心拍数 120 beats/min であった。

設　問

麻酔を導入するうえで行うべきことは何か。（○△×）をつけよ。
1）脊髄くも膜下麻酔も考慮する
2）迅速導入で行う
3）挿管困難のデバイスを準備する
4）太い静脈路を確保する
5）経鼻胃管で内容物を導入前に吸引する

1）脊髄くも膜下麻酔も考慮する（×）

　本症例ではすでに産科播種性血管内凝固（disseminated intravascular coagulation：DIC）・胎児高度徐脈の状態になっており、さらなる

表1 NICE Clinical Guideline

Grade		
A	Emergency	ただちに母児の生命に危険を及ぼす （臍帯脱出，重度の胎児徐脈，常位胎盤早期剥離，子宮破裂，心停止など）
B	Urgent	母児の異常，生命の危険はすぐではない
C	Scheduled	早期の分娩が必要，母児に異常なし
D	Elective	母体と産科チームの都合に合わせられる

(Wee MY, Brown H, Reynolds F. The National Institute of Clinical Exellence (NICE) guidelines for caesarean sections : implications for the anaesthestist. Int J Obstet Anesth, 2005 ; 14 : 147-558 より引用)

DICの進行も予測されるため、凝固障害も考え脊髄くも膜下麻酔は禁忌である。

2）迅速導入で行う（○）

妊婦であり、4時間前に食事をしていることからも迅速導入で行うことが妥当である。

3）挿管困難のデバイスを準備する（○）

4）太い静脈路を確保する（○）

ショックインデックス（SI）1.5に加え貧血もみられる。また大量出血の危険性も十分に予測できるため、人手を確保し、輸血の準備、太い静脈路の確保をしておくことは必須である。

5）経鼻胃管で内容物を導入前に吸引する（△）

フルストマックの状態であるため、迅速導入するうえで大切ではあるが、必ずしもという訳ではない。

＜帝王切開における緊急度の評価＞

NICE（National Institute for Health and Care Excellence）によると、母児の生命の危険と目標胎児娩出時間によって緊急度を評価することを推奨している（表1）。

表1によると本症例はgrade Aであり、超緊急帝王切開の適応となる。

常位胎盤早期剥離のほかには、臍帯脱出・遅延胎児徐脈・母体大量出血（子宮破裂、前置胎盤など）母体の心停止などが挙げられる。これらが予測された場合、一刻も早く母体の評価をし、麻酔方法を決定

し胎児娩出に心掛けなければならない。

 緊急度評価を適切に行い、Grade A・凝固障害などがある場合は早急に全身麻酔を選択するべきである！
そのためには産科チーム、メディカルスタッフとの密な連携が重要である！

症例経過 2

手術開始 3 分後胎児・胎盤が娩出された。

■■■ 設　問 ■■■

胎児娩出後の麻酔管理として正しいものはどれか。（○△×）をつけよ。
1）鎮静は、セボフルランからプロポフォールに変更する
2）子宮収縮が不十分であれば、プロスタグランジン $F_2\alpha$ を用いる
3）Bispectral index（BIS）のモニタリングは重要である
4）オキシトシンの合併症に低血圧・顔面紅潮・水中毒などがある
5）子宮収縮の状況について産科医に確認する

 1）鎮静は、セボフルランからプロポフォールに変更する（△）
2）子宮収縮が不十分であれば、プロスタグランジン $F_2\alpha$ を用いる（×）

　プロスタグランジン $F_2\alpha$ は気管支収縮作用により喘息を誘発する可能性があり、使用すべきではない。

3）BIS のモニタリングは重要である（○）

　緊急手術であることに加え若年・血行動態の変化が大きい手術であるため、BIS のモニタリングは重要である。特に静脈麻酔のときは術中覚醒のリスクが高い。

4）オキシトシンの合併症に低血圧・顔面紅潮・水中毒などがある（○）

5）子宮収縮の状況について産科医に確認する（○）

　本症例のような状況では、密なコミュニケーションが必須である。

表2 子宮収縮薬の投与方法と注意点

	投与方法	注意点
オキシトシン	5単位を緩徐に静注後，持続投与．もしくは点滴内に投与する	急速に投与した場合，血圧低下・不整脈，重大な副作用としては，水中毒・脳浮腫・痙攣がある
メチルエルゴメトリン	生理食塩液100 mLに0.2 mgを希釈し，緩徐に投与する．または，0.2 mgを筋注する	心血管系イベントを起こす可能性があるため，冠動脈疾患・末梢血管の異常，高血圧がある妊婦には使用しない
プロスタグランジン$F_2\alpha$	0.25 mgを筋注する	副作用として，重症気管支喘息，高血圧，肺血管抵抗増大があるため，喘息患者の投与には注意が必要である

本症例のように子宮収縮が不十分である可能性が高い症例ではオキシトシンだけではなく、多種にわたる子宮収縮薬を使用することが多い。投与方法・副作用をしっかり把握しておくことが重要である（表2）。

超緊急手術は、気持ちに余裕がないことが多く、素早い薬物の投与を迫られることが多いため、あらかじめ使う可能性の高い薬の注意点を確認しておくことが重要である。

症例経過3

手術は無事終了した。出血量は腹水込みで2,500 mLであり、赤血球液（red blood cells：RBC）8単位、新鮮凍結血漿（fresh frozen plasma：FFP）8単位輸血を行った。

■■■ 設 問 ■■■

手術終了後、術後管理について正しいものは何か。（○△×）をつけよ。
1) 術後、手術室で抜管すべきである
2) 術後鎮痛には硬膜外麻酔が有効である
3) 肺塞栓の予防は必要である

4）早期の母児接触を心掛けるべきである

1）術後、手術室で抜管すべきである（△）
　大量輸血による肺水腫・アレルギーなどがなく酸素化・意識に問題なければ、早期抜管を心掛けるべきである。
2）術後鎮痛には硬膜外麻酔が有効である（△）
　術前に、凝固障害を起こしていることがしばしばあり、さらに大量出血後であれば、硬膜外血腫などの合併症のリスクが高い。フェンタニルの持続静注や末梢神経ブロックの併用などで代替するのが賢明である。
3）肺塞栓の予防は必要である（○）
4）早期の母児接触を心掛けるべきである（○）
　母児の早期の接触、母乳搾取は母児のストレスを減らし、母の愛着行動を増やす。

　全身麻酔の帝王切開において、術後鎮痛は、早期離床、母児の愛着形成にとっても重要であるが、本症例のように常位胎盤早期剝離の帝王切開では、母体の状態によっては、すでに産科DICを起こしていることもしばしばあり、また子宮収縮の状態によっては、手術後さらなる出血も予測される。そのため容易に凝固機能障害になるため、硬膜外麻酔は控えフェンタニル・腹横筋膜面ブロックなどを併用すべきである。

　帝王切開後は特に術後鎮痛が重要となるが、術前だけでなく術後における凝固障害にも注意が必要であり、マルチモーダルな鎮痛を心掛けるべきである！

本症例のポイント

緊急帝王切開における全身麻酔では、術前のごく短時間での患者評価を適切にすることがすべてといっても過言ではない。

NICE の緊急度評価により区別し、さらに一般的に緊急手術における評価方法である ample（a：allergy、m：medication、p：past history、l：last meal、e：event）に、貧血の有無、凝固能障害、挿管困難の評価を加える。

まず応援を呼び、貧血・凝固能障害・大量出血のリスクがあれば輸血室に連絡し、輸血の確保と太い静脈路確保と動脈ラインを確保し、気道確保困難のリスクがあれば挿管困難デバイスを準備するという予測が重要である。

そして導入が無事終われば、次は術後の母児のことを考え、マルチモーダルな鎮痛により早期離床・早期の母児接触を心掛けるべきである。

【文 献】

1) Wee MY, Brown H, Reynolds F. The National Institute of Clinical Exellence（NICE）guidelines for caesarean sections：implications for the anaesthestist. Int J Obstet Anesth, 2005；14：147-558.
2) 妊産婦死亡症例検討評価委員会．日本産婦人科医会．母体安全への提言．2015 Vol6．http://www.jaog.or.jp/wp/wp-content/uploads/2017/01/botai_2015.pdf（2017 年 6 月閲覧）
3) Moore ER, Anderson GC, Bergman N, et al. Early skin-to-skin contact for mothers and their healthy newborn infants. Cochrane Rev 2012；16：CD003519.
4) Kodali BS, Chandrasekhar S, Bulich LN, et al. Airwa changes during labor and delivery. Anesthesiology 2008；108：357-62.

（石尾　純一、駒澤　伸泰、南　敏明）

第Ⅴ章 産科麻酔

13 分娩後大量出血

Key Words
産科危機的出血
ショックインデックス（SI）
チームコミュニケーション
産科播種性血管内凝固

症例経過 1

麻酔科医 A は麻酔科医師歴 15 年の麻酔科指導医である。本日の手術症例を統括している。麻酔科医 A のもとに産婦人科医師より、緊急の手術予定の連絡が届いた。連絡内容は、「産後出血でショック状態です。ショックインデックス（SI）で 1.5 です。すぐに緊急止血術が必要です」と非常にあわてた様子であった。

■■■ 設　問 ■■■

麻酔科医 A はどのような行動をとる必要があるか。（○△×）をつけよ。
1）電話にて患者情報を詳細に質問する
2）患者の診察に向かう
3）人手を確保する
4）役割分担を行う

1）電話にて患者情報を詳細に質問する（×）

産後出血によるショック状態であり、電話の向こう側でもさまざまな連絡や、処置が行われている。できるだけ簡素に患者情報を確認する（図 1）。

2）患者の診察に向かう（×）

大量出血に伴うショック状態が人命を左右する重大事態である。よほど人員に余裕がないかぎり、患者診察よりも、すぐに麻酔準備と輸血準備が必要である。

3）人手を確保する（○）

大量出血時に適切に対応するためには多くの人員を必要とする。

> ショックインデックス（SI）
> 気道確保状態
> 輸液ラインの有無
> 胎児娩出の有無

図1　産科危機的出血電話対応時の確認事項

4）役割分担を行う（○）

　人手を確保したうえで、組織的な対応が不可欠である。

SI 1.5 は 2.5 L の出血（表1）[1]が想定され産科危機的出血状態である（図2）[1]。出血によるショック状態は死に至る状態であり、それ以上に優先される情報は少ない。

救命できるかどうかは、時間との勝負である！
不要な時間の浪費を避け、速やかにマンパワーを確保し、準備に取りかかる必要がある！

症例経過2

　麻酔科医Bは、麻酔科医師歴6年の麻酔科専門医である。部屋には麻酔科医Bの他に1人の麻酔科後期研修医がいる。麻酔科医Aが休憩室に飛び込んできて「分娩後の産科危機的出血で緊急手術をすることになった。今ある情報はSI 1.5、末梢点滴2本、挿管していない。10分以内に手術室に到着する。麻酔準備と輸血準備をお願いする」と、麻酔科医Bに告げた。

■■■設　問■■■

麻酔科医Bはどのような行動をとる必要があるか。（○△×）をつけよ。

1）麻酔準備を引き受けることを麻酔科医Aに伝え、可能であれば、輸血準備は別の人に担当してもらうよう依頼する
2）挿管の準備のため、ID6.5の挿管チューブ、ラリンジアルマスク（LMA）を準備する。

表1 ショックインデックス（SI）と出血量の程度

SI	重症度	出血量 非妊婦	出血量 妊婦
1.0	軽症	1.0 L	1.5 L
1.5	中等症	1.5 L	2.5 L
2.0	重症	2.0 L	

$$SI = \frac{心拍数}{収縮期血圧}$$

〔日本産科婦人科学会，日本産婦人科医会，日本周産期・新生児医学会ほか．産科危機的出血への対応指針2017．http://www.jaog.or.jp/all/letter_161222.pdf（2017年6月閲覧）より引用〕

- 出血持続とバイタルサイン異常（乏尿，末梢循環不全）
- ショックインデックス（SI）1.5 以上
- 産科 DIC スコア 8 点以上
- 単独でフィブリノーゲン 150 mg/dL 以下

いずれか一つでも当てはまれば

産科危機的出血状態と判断

図2　産科危機的出血の宣言
〔日本産科婦人科学会，日本産婦人科医会，日本周産期・新生児医学会ほか．産科危機的出血への対応指針2017．http://www.jaog.or.jp/all/letter_161222.pdf（2017年6月閲覧）より引用〕

3）準備薬物を看護師に指示し、10分後までに用意ができるか確認する
4）麻酔器を立ち上げ、確認を行う

1）麻酔準備を引き受けることを麻酔科医 A に伝え、可能であれば、輸血準備は別の人に担当してもらうよう依頼する（○）

　産科危機的出血を宣言された患者の麻酔準備と輸血準備は、ともに大きな労力を必要とする仕事である。10分以内に完了できる仕事量を考え（自己の限界の認識）、リーダーに伝えることは、チームを円滑に動かすために必要な行動である。

2）挿管の準備のため、ID6.5 の挿管チューブ、LMA を準備する。
（○）

　気道確保は救命のための必須の行為である。より確実に気道確保する方法を考える必要がある。間接視認型喉頭鏡（ビデオ喉頭鏡）の準備も有用である。ラリンジアルマスク（laryngeal maslc airway：LMA）は誤嚥の可能性があるが、帝王切開時の気道確保に有用とする報告がある[2]。

3）準備薬物を看護師に指示し、10 分後までに用意ができるか確認する（○）

　手術の準備や部屋の準備など、看護師も多くの仕事に対応している。指示に対して可能かどうかを確認すること（クローズドループコミュニケーション）は重要である。

4）麻酔器の立ち上げ確認を行う（○）

　麻酔器の立ち上げ確認は重要である。しかし、分娩を行っている病院では、超緊急帝王切開や産科危機的出血にすぐ対応できるよう、事前に麻酔器の立ち上げ確認を行い、部屋の準備をしておくべきである。

---

① 仕事の分担を明確にし、速やかに取り組む。余力がある場合、自己の限界を超えている場合にはリーダーに伝える。
② 自施設の規模に合わせた事前準備を行っておく。
③ 準備薬物や準備物品など、統一できることは事前にマニュアルやチェックリストを作成しておくとよい。

 チームコミュニケーションを円滑にし、速やかに準備にとりかかる必要がある！

症例経過 3

手術室には、麻酔科医 A、B 以外に麻酔科後期研修医 1 人、麻酔科研修医 1 人、看護師 4 人、臨床工学技士（ME）1 人が集まっていた。患者が手術室に搬送された。モニター上には非観血的動脈圧 55/34 mmHg、心拍数 144 beats/min と表示され、SpO_2 は波形不良にて表示されていない。呼吸は努力様で、意識は朦朧としている。産婦人科医師から手術ベッドに移すまでの間に、麻酔科医 A は情報を収集した。「患者は産後の弛緩出血でおそらく 2,500〜3,000 mL ほど出血をしており、現在子宮内バルーンタンポナーデを行っている。血液型は A 型 Rh＋で、すでに赤血球液（red blood cells：RBC）-LR2E A＋2 本、新鮮凍結血漿（fresh frozen plasma：FFP）-LR2E A＋2 本の投与を行った。手元にある血液製剤は RBC-LR2E A＋2 本、FFP-LR2E A＋2 本である。追加で血液をオーダーしていると思う。出血を止めるには子宮全摘術が必要になる可能性がある」とのことであった。

設 問

麻酔科医 A はどのような行動をとる必要があるか。（○△×）をつけよ。
1）コマンダーの確認、役割の確認を行う
2）ショック状態の程度をチームと共有する
3）赤血球液（RBC）と新鮮凍結血漿（FFP）を 1：1 に近い比で投与する
4）トラネキサム酸の予防投与を指示する

1）コマンダーの確認、役割の確認を行う（○）

手術室に患者が入ると、コマンダーは、産婦人科医師から麻酔科医師へ変更になる。混乱しやすい場面であり、役割の確認は重要である（表 2）。

2）ショック状態の程度をチームと共有する（○）

情報の共有はチームを円滑に運営するために重要なチームコミュニケーションである。コマンダーは常に情報を収集し、要約してチームに提供する。

3）RBC と FFP を 1：1 に近い比で投与する（○）

危機的産科出血では、通常の大量出血に比べ凝固機能異常を伴うこ

表2　産科危機的出血時に必要なマンパワー

手術室内	・産科医（術者，介助者） ・手洗い看護師 ・手術外回り（手術物品準備）看護師 ・麻酔担当者 ・麻酔介助看護師 ・麻酔外回り（麻酔物品準備，検査）看護師 ・出血カウント者 ・輸血担当者 ・輸血運搬・確認者 ・麻酔記録者 ・看護記録者 ・臨床工学技士（自己血回収装置の準備） ・小児科医（分娩胎児のケア） ・助産師（分娩胎児のケア）
手術室外	・輸血部門（血液の発注，手術室までの輸血運搬・確認）

とが多い。RBCとFFPを1：1に近い比で投与し、理学的所見や検査結果から産科播種性血管内凝固（disseminated intravascular coagulation：DIC）の状態を評価する必要がある（表3）[1]。

4）トラネキサム酸の予防投与を指示する（○）

SIが1を超えた段階で使用を検討する薬物である。SIが1.5以上で、凝固機能が破綻していると判断した場合は表4[1]のような治療を検討する。

① 2つのチームが1つになる場面ではチームコマンダーの確認を必ず行う。
② 危機的産科出血では、RBCとFFPを1：1で投与する。
③ DIC治療を積極的に行う。

コマンダーは常に冷静に情報を集め、マンパワーを適切に配分する必要がある！

凝固機能が破綻していることが多いという産科出血の特徴を知り、早期に対応する必要がある！

表3 産科DICスコア

基礎疾患		点数	臨床症状		点数	検査		点数
早剝	(児死亡)	5	急性腎不全	(無尿)	4	FDP	：10 μg/dL以上	1
〃	(児生存)	4	〃	(乏尿)	3			
羊水塞栓	(急性肺性心)	4	急性呼吸不全	(人工換気)	4	血小板	：10万/mm³以下	1
〃	(人工換気)	3	〃	(酸素療法)	1			
〃	(補助換気)	2	臓器症状	(心臓)	4	フィブリノゲン	：150 mg/dL以下	1
〃	(酸素療法)	1	〃	(肝臓)	4			
DIC型出血	(低凝固)	4	〃	(脳)	4	PT	：15秒以上	1
〃	(出血量：2 L以上)	3	〃	(消化器)	4	出血時間	：5分以上	1
			出血傾向		4	その他の検査異常		1
〃	(出血量：1〜2 L)	1	ショック	(頻脈：100以上)	1			
子癇		4	〃	(低血圧：90以下)	1			
その他の基礎疾患		1	〃	(冷汗)	1			
			〃	(蒼白)	1			

以上に該当する項目の点数を加算し，8点〜12点：DICに進展する可能性が高い，13点以上：DIC
FDP：fibrin degradation product（フィブリン分解物），PT：prothrombin time（プロトロンビン時間）
〔日本産科婦人科学会，日本産婦人科医会，日本周産期・新生児医学会ほか．産科危機的出血への対応指針 2017．http://www.jaog.or.jp/all/letter_161222.pdf（2017年6月閲覧）より引用〕

表4 凝固機能破綻に対する治療

- FFP
- 抗プラスミン製剤
- 抗DIC製剤
- 血小板濃厚液
- 院内作製クリオプレシピテート
  （保険適用なし，インフォームドコンセント必要）
- フィブリノゲン濃縮製剤
  （保険適用なし，インフォームドコンセント必要）

〔日本産科婦人科学会，日本産婦人科医会，日本周産期・新生児医学会ほか．産科危機的出血への対応指針 2017．http://www.jaog.or.jp/all/letter_161222.pdf（2017年6月閲覧）より引用〕

症例経過 4

患者が入室後、モニターの装着、輸液ラインの整理が行われ、麻酔科後期研修医が局所麻酔下に動脈ラインを確保した。看護師による腹部の消毒が終了し、術者はガウンと手袋をつけ、患者の横に立った。気道確保道具、導入薬物、昇圧薬、手術道具の準備は終了しており、迅速導入により麻酔導入が行われ、気道確保を完了し、手術が開始された。輸血確認担当は麻酔科後期研修医により行われている。患者の血液型はA型Rh+である。

■■■ 設 問 ■■■

輸血担当の麻酔科後期研修医はどのような行動をとる必要があるか。（○△×）をつけよ。

1) 緊急度コードを用いた輸血管理部門への連絡を行う
2) 本人用の輸血であることをダブルチェックにて確認する
3) 輸血部門より、クロスマッチ省略の提案があったが、クロスマッチ施行の指示を行う
4) 異型輸血の可能性も考え O 型の FFP のオーダーを行う
5) コマンダーから昇圧薬の準備を依頼されたので、中央緊急カートに薬物を取りに行く

---

1) 緊急度コードを用いた輸血管理部門への連絡を行う（○）

緊急コードの一例を示す（図3）[1]。緊急コードを用いることにより、緊急時の複雑な対応を簡略化させることができる。

2) 本人用の輸血であることをダブルチェックにて確認する（○）

どのような緊急状態であっても輸血時にはダブルチェックが必要である。

3) 輸血部門より、クロスマッチ省略の提案があったが、クロスマッチ施行の指示を行う（×）

クロスマッチを省略した場合でも、ABO型適合血であれば遅発性溶血反応を生じる可能性は約1％しか増加しない。交差適合試験にかかる時間そのものが、患者の合併症リスクと考えられる場合には、省略を検討する。

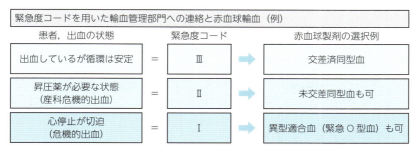

図3 緊急コードを用いた輸血管理

〔日本産科婦人科学会,日本産婦人科医会,日本周産期・新生児医学会ほか.産科危機的出血への対応指針 2017. http://www.jaog.or.jp/all/letter_161222.pdf(2017年6月閲覧)より引用〕

表5 緊急時の適合血の選択

患者血液型 \ 輸血製剤	赤血球液 (RBC)	新鮮凍結血漿 (FFP)	血小板濃厚液 (PC)
A	A>O	A>AB>B	A>AB>B
B	B>O	B>AB>A	B>AB>A
AB	AB>A=B>O	AB>A=B	AB>A=B
O	Oのみ	全型適合	全型適合

〔日本産科婦人科学会,日本産婦人科医会,日本周産期・新生児医学会ほか.産科危機的出血への対応指針 2017. http://www.jaog.or.jp/all/letter_161222.pdf(2017年6月閲覧)より引用〕

4) 異型輸血の可能性も考えO型のFFPのオーダーを行う(×)

　　FFPの異型輸血はAB>Bである。緊急時の適合血の選択は簡単にみえるが、間違いが起こる。記憶にたよるのではなく、「緊急時の適合血の選択」の表をいつでも、誰でも、利用できるように、手術室に準備しておくべきである(表5)[1]。

5) コマンダーから昇圧薬の準備を依頼されたので、中央緊急カートに薬物を取りに行く(×)

　　産科危機的出血時の輸血管理は業務を中断することができない重要な仕事であり、コマンダーに現在の仕事を伝え、別の人に指示を出すように伝える必要がある。

表6 血液製剤準備時の注意点

適合赤血球製剤	・院内の在庫量を確認 ・院外への発注と所要時間の確認
異型赤血球製剤	・優先される製剤を用意 ・投与時には「緊急時の適合血の選択」を常に確認
適合FFP製剤	・院内の在庫量を確認 ・溶解し投与可能となるまでの時間を確認(溶解に10〜20分必要) ・必要量を見越し早目の溶解を指示
異型FFP製剤	(十分な適合FFP製剤があることが多く,使用頻度は少ない) ・優先される製剤を用意 ・投与時には「緊急時の適合血の選択」を常に確認
適合血小板製剤	(適合血小板製剤がもともと準備されておらず,異型血小板製剤を発注することが少ない.異型血小板製剤の使用頻度は少ない) ・院外への発注と所要時間の確認

① 輸血管理部門と緊急時の輸血について事前に打ち合わせをしておく。
② 状況によってはクロスマッチを省略する必要がある。
③ ダブルチェックは省略しない。
④ 異型輸血は必ず「緊急時の適合血の選択」表を見ながら実施する。
⑤ それぞれの血液の準備時の注意点は表6を参考に

**大量出血時の輸血は、通常と運用が異なるため混乱しやすい！
共通のルールを事前に構築することにより、あわてず対応する！**

症例経過 5

　子宮全摘術が行われ、徐々にバイタルは落ち着いた。使用した血液製剤はRBC-LR2E A+12本、O+2本、FFP-LR2E A+16本、膠質液2,500 mLの投与が行われた。患者はICUに入室し、2日後、後遺症なく一般病室に退床した。

■■■ **本症例のポイント** ■■■

　産科危機的出血は早期に凝固機能が破綻していることを理解する必要がある。しかし、残念ながらこの知識をもっていても対応は難しい。最も重要なのはチームコミュニケーションである。小規模のグループでPBLD形式の勉強会を開き、最終的には産科、小児科、麻酔科、産科病棟看護師、手術室看護師、ME、全体でのシミュレーションが必須である[3]。

【文　献】

1) 日本産科婦人科学会，日本産婦人科医会，日本周産期・新生児医学会ほか．産科危機的出血への対応指針2017．http://www.jaog.or.jp/all/letter_161222.pdf（2017年6月閲覧）
2) Yao WY, Li SY, Sng BL, et al. The LMA Supreme™ in 700 parturients undergoing Cesarean delivery : an observational study. Can J Anaesth. 2012 ; 59 : 648-54.
3) 吉田朱里，羽場政法．症例10．駒澤伸泰，森本康裕編．PBLDで学ぶ周術期管理．東京：克誠堂出版；2016．p.113-28．

（羽場　政法）

第 V 章　産科麻酔

14　無痛分娩

Key Words
無痛分娩
妊娠高血圧症候群
妊娠高血圧腎症
硬膜外鎮痛

臨床経過 ❶

　32歳、初産婦、身長 161 cm、体重 64 kg（妊娠前 55 kg）。妊娠 32 週ごろより 2＋の尿タンパクが認められていた。妊娠 36 週 3 日に 147/86 mmHg と血圧上昇を認め、妊娠高血圧腎症と診断された。妊娠 37 週 0 日、自然陣痛発来により入院した。入院時の血圧は 142/80 mmHg であったが、分娩の進行とともに陣痛間欠時血圧が 172/96 mmHg となり、産科医より硬膜外鎮痛の依頼を受けた。子宮口は 4 cm 開大、展退度は 70％、Station は Sp－1、児の推定体重は 2,720 g であった。硬膜外鎮痛単独での鎮痛管理を計画した。

■ 設　問 ■

硬膜外無痛分娩を施行する前に確認・準備すべきことは何か。（○△×）をつけよ。

1）産婦の希望と同意
2）血算・凝固機能検査
3）気道評価
4）胎児心拍モニタリング
5）母体の生体モニタリング

1）産婦の希望と同意（○）

　産婦に無痛分娩に対する希望があることが一番の適応条件である。また担当の産科スタッフとコンタクトをとるべきである。安全で産婦の満足度の高い分娩を達成するには麻酔科医と産科スタッフの連携が重要であることは言うまでもない。

2）血算・凝固機能検査（△）

　日本では硬膜外穿刺における一般的な確認事項である。凝固検査は合併疾患がなければ必須ではないが、妊婦では急速に血小板数の低下や凝固障害が進行することがあり、特に妊娠高血圧症候群などの合併症を有する妊婦では穿刺直前の検査結果を確認して施行すべきである[1]。

3）気道評価（○）

　妊婦は気道確保困難の高リスク群である。高位脊髄くも膜下麻酔、局所麻酔薬中毒、超緊急帝王切開への対応に備えて確認しておく必要がある。

4）胎児心拍モニタリング（○）

　硬膜外カテーテル挿入前から娩出まで、胎児心拍モニタリングが必要である。

5）母体の生体モニタリング（○）

　通常の分娩は生体モニタリング下に行われることは多くはないが、無痛分娩を行う際は生体モニタリングが必須である。母児の安全を最優先とした管理を行う。

　このほかにも末梢静脈路の確保や分娩進行、産科的問題点、胎児の状態の把握、施行前のタイムアウト、もちろん通常の麻酔と同様に全身状態、既往歴などの把握も必要である。

＜硬膜外無痛分娩の適応と禁忌＞

　産婦に鎮痛の希望がある経腟分娩すべてが適応である。

　医学的な適応としては妊娠高血圧症候群の分娩中の血圧管理[1]や心疾患[※)2〜4]、脳血管障害[5]、精神科疾患などの合併妊婦に適応になる。また米国などでは高度肥満や気道確保困難の妊婦の緊急帝王切開に備える意味で硬膜外カテーテルを留置しておくことが推奨されている。

　また、疾患によっては努責を避けるために硬膜外鎮痛に加えて、積極的に鉗子分娩を行うことで分娩第Ⅱ期の短縮を図るような産科的管理が必要な場合もある。

　※心疾患合併妊婦における硬膜外無痛分娩の適応

　　合併する心疾患の病態により硬膜外鎮痛の適否が異なる。参考の

表1 心疾患合併妊婦での硬膜外無痛分娩の適応

A群： 硬膜外麻酔使用しなければ経腟分娩不可	①マルファン（Marfan）症候群〔特に大動脈基部拡張傾向を伴うもの〕ならびに結合織疾患 ②上行大動脈拡張〔35 mm 以上〕 ③体心室機能低下〔駆出率（EF）40％以下〕 ④未修復/姑息術後のチアノーゼ性心疾患〔フォンタン（Fontan）含む〕 ⑤有意な圧較差を有する大動脈縮窄症 ⑥軽度の心不全
B群： 硬膜外麻酔の適応あり	①頻脈性不整脈〔AT, Af, AF, PSVT, NSVT, frequent PVC, VT, Vf既往，失神歴のあるLQT, ICD植え込み後〕 ②虚血性心疾患〔狭心症，心機能低下を伴わない心筋梗塞既往〕 ③中等度以上の逆流性弁疾患〔すべての弁〕 ④僧帽弁狭窄症 ⑤中等度以上の肺体心室流出路狭窄 ⑥Qp/Qs 2.0以上の未修復または残存病変のあるASD, VSD ⑦心筋症

AT：atrial tachycardia（心房頻拍），Af：atrial fibrillation（心房細動），AF：atrial flutter（心房粗動），PSVT：paroxysmal supraventricular tachycardia（発作性上室頻拍），NSVT：nonsustained ventricular tachycardia（非持続性心室頻拍），PVC：premature ventricular contraction（心室期外収縮），VT：ventricular tachycardia（心室頻拍），Vf：ventricular fibrillation（心室細動），LQT：long QT（QT延長症候群），ICD：implantable cardioverter-defibrillator（植え込み型除細動器），Qp/Qs：pulmonary blood flow/systemic blood flow（肺体血流比），ASD：atrial septal defect（心房中隔欠損），VSD：ventricular septal defect（心室中隔欠損）
〔照井克生．硬膜外無痛分娩（改訂3版）．東京：南山堂；2015. p.101 より引用〕

ために国立循環器病研究センターにおける心疾患合併妊婦の経腟分娩に対する硬膜外無痛分娩の適応を表1に示す。

硬膜外無痛分娩の禁忌は産婦の拒否，凝固障害や穿刺部位の異常・感染など一般的な硬膜外麻酔の禁忌事項と同様である。禁忌ではないが脊椎手術の既往や全身の感染徴候を認めるなど硬膜外穿刺のリスクが高い場合には，リスクや代替の鎮痛法について産婦とよく話し合ったうえで，試行を判断すべきである。

無痛分娩では通常の麻酔管理以上の安全性が求められる！
産科スタッフとよく話し合って，施行する環境整備と体制づくりを十分に行うことが重要である！

臨床経過 2

産婦に無痛分娩の希望があること、無痛分娩に関する説明・同意がなされていることを確認した。末梢静脈路を確保し、血算、凝固検査を確認したところ血小板数11万/μL、プロトロンビン時間国際標準比（prothrombin time-international normalized ratio：PT-INR）0.83、活性化部分トロンボプラスチン時間（activated partial thromboplastin time：APTT）32秒、フィブリノゲン460 mg/dL、アンチトロビン（AT）Ⅲ 79％であった。生体モニター、胎児心拍モニターを装着してから硬膜外カテーテル留置を施行した。

設問

硬膜外無痛分娩のカテーテル留置時に注意することは何か。（○△×）をつけよ。

1）L4/5 で穿刺する
2）可能なかぎり正中を穿刺してカテーテルを留置する
3）硬膜外腔へのカテーテル留置長は 6 cm とする
4）カテーテルの固定はループなどを作り、慎重に行う
5）くも膜下留置でないことを注意深く確認する

1）L4/5 で穿刺する（△）

硬膜外無痛分娩を行う際は、L3/4 あるいは L2/3 で穿刺することが一般的である（needle-through-needle 法で脊髄くも膜下鎮痛を併用する場合は L3/4 を選択する）。

エビデンスがあるわけではないが L4/5 の穿刺は頭側への遮断域の広がりが不十分になりやすい、カテーテルの偏移により、本来ならば両側性であるはずの硬膜外鎮痛の効果が片側のみに現れるいわゆる"片効き"の状態になりやすいなどの印象がある。

2）可能なかぎり正中を穿刺してカテーテルを留置する（○）

硬膜外腔の正中を穿刺できないと放散痛や血管穿刺、迷入の原因になりやすい。また、needle-through-needle 法で、きちんと硬膜穿刺ができた（硬膜外針の針先が正中にある）場合は硬膜外カテーテルの信頼性が高いという報告[6]もあり、正中に針先をもっていくように意

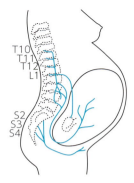

図1　分娩の痛みの経路

識して穿刺をすることは有効なカテーテルを留置するために重要である。

3）硬膜外腔へのカテーテル留置長は6 cm とする（×）

留置長が長いと片効きや片側下肢の筋力低下が多くなる。3.5〜4 cm が適切な留置長である。

4）カテーテルの固定はループなどを作り、慎重に行う（○）

術後の患者と比べても分娩中の産婦はよく動くのでカテーテルの固定は、術後鎮痛に用いる場合以上にしっかりと行うべきである。

5）くも膜下留置でないことを注意深く確認する（◎）

重篤な合併症を防ぐためにも、カテーテルのくも膜下留置、血管内留置には常に注意する。薬液を注入するときは少量ずつの分割投与を原則とする。

分娩第Ⅰ期での疼痛は子宮の収縮と頸管の拡張に伴う内臓痛が主であり、第Ⅰ期後半からは児頭の下降に伴う産道拡張による体性痛も加わる。硬膜外無痛分娩で必要な遮断域は前者に対してはTh10〜L1、後者に対してはS2〜4である（図1）。

臨床経過 3

　左側臥位でL3/4正中から穿刺、生理食塩液による抵抗消失法により皮膚から4 cmで硬膜外腔を確認、カテーテルを挿入したところ針先から1.5 cmで挿入に抵抗があり、さらに挿入すると右膝のあたりに放散痛を訴えた。硬膜外針をやや左側に向けて再穿刺し、3.7 cmで硬膜外腔を確認、カテーテルはスムーズに挿入され、針先より頭側に4 cm留置して、ループを作り、テープで入念に固定してからドレッシングを行った。硬膜外カテーテルに弱い陰圧をかけて吸引テストを行い、髄液の逆流がないことを確認してから、生理食塩液で希釈した0.08％ロピバカイン10 mL（フェンタニル10 μg/mL添加）をバイタルサインや産婦の様子を観察しながら5 mLずつ約4分あけて分割投与を行った。続いて0.08％ロピバカイン10 mLを同様に5 mLずつ分割投与した。

■■■ 設　問 ■■■

この後、無痛分娩管理中に注意すべきことは何か。（○△×）をつけよ。
1）疼痛の程度
2）感覚遮断域
3）分娩の進行具合
4）胎児のwell-being
5）カテーテル刺入部の状態

1）疼痛の程度（○）

　一般的に疼痛の程度は自覚的な評価尺度であるNRS（numerical rating pain score）やビジュアルアナログスケール（visual analog scale：VAS）で評価するが、表情や子宮収縮時にも会話が途切れることなく続けられるかなど、産婦をよく観察することで他覚的に鎮痛効果を推し量ることも大切である。

2）感覚遮断域（◎）

　分娩中の産婦に硬膜外カテーテルを留置することは、産痛を緩和する目的だけではない。緊急帝王切開の際に硬膜外麻酔に安全に速やかに移行するための準備を同時に行っていると考えて管理することが重要である。単に「痛みが取れている」ということだけでなく、「どんな

濃度の局所麻酔薬をどのくらい投与して、どの範囲を遮断しているのか？　その遮断の程度は？」ということを評価しておくことが、麻酔科医に求められる無痛分娩管理である。

　もちろん、これらの情報は鎮痛がうまくいかないときにどのような対応を取るべきか判断するのにも非常に大切である。

3）分娩の進行具合（○）

　無痛分娩管理のエンドポイントは鎮痛ではない、母児に安全な分娩を提供することである。鎮痛することだけに固執せず、分娩の進行具合や産科的な問題点、分娩の計画を産科スタッフと共有して、チームとして分娩全体を管理していくことが、麻酔科医が分娩フロアにかかわる最大の意義であると考える。

4）胎児の well-being（○）

　3）と同様、分娩管理上、大切な情報である。

5）カテーテル刺入部の状態（○）

　特に鎮痛が不十分なときには、薬液を追加する前に確認すべきである。薬液が漏れていたり、カテーテルが抜けていたりということに気がつくことがある。また、帝王切開の可能性が高くなってきた場合には、上記の遮断域など硬膜外カテーテルの"効き"とともに、刺入部も確認しておく。問題があればカテーテルの入れ直しや再固定を行うなど、手術麻酔への準備をしておくというのも大切である[7]。

　これら以外にもバイタルサインや体温、合併症、副作用に注意をはらうことは言うまでもない。

　生体モニター、胎児心拍モニターに気を配りながら、分娩の進行具合にもよるが20分から60分ごとに産婦を訪問して産婦や担当の産科スタッフとコミュニケーションを取りながら状況を確認することで、良質な管理が行える。

　産婦や胎児の状態や分娩の進行度、産科的問題点など分娩の状況全体を把握するためには、産科的な知識も身につける必要がある！

臨床経過 4

　硬膜外腔への薬液注入開始から20分程度で疼痛の緩和がみられはじめ、30分後には子宮収縮は感じるが疼痛は感じない程度の効果を得た。この時点で陣痛発作時のNRSは0、硬膜外鎮痛導入前のNRSを尋ねると10であった。腹部に軽い瘙痒感があるのみで、嘔気や頭痛、視覚異常の自覚は認めなかった。この時点でアルコール綿を用いたcold testで感覚遮断域はTh10～L5で、左右差は認めなかった。下肢の筋力低下はみられなかった。疼痛の緩和とともに陣痛間欠時血圧は130/85 mmHg程度まで下降し、この前後の血圧で推移した。

　機械式患者管理鎮痛法（patient-controlled analgesia：PCA）ポンプを用いて0.08％ロピバカイン＋フェンタニル2 μg/mLの薬液を8 mL/hrで投与を開始した。PCAは5 mL、ロックアウトタイム10分、1時間に2回までPCA投与可能という条件に設定した。硬膜外鎮痛を開始してからは陣痛（子宮収縮）間隔があき、持続時間も短くなった。しばらく経過観察したが、分娩進行所見がみられないため、鎮痛開始90分後に続発性微弱陣痛の診断で、陣痛促進目的にオキシトシンの持続投与を開始した。硬膜外持続投与開始後は分娩の進行、胎児心拍モニター、生体モニターに気を配りながら30分から60分ごとに産婦のもとを訪れて、疼痛や疼痛を感じる部位、下肢の運動障害、瘙痒、嘔気、意識状態や子宮収縮の感覚、肛門周囲の圧迫感の有無などを確認した。オキシトシン開始3時間後、分娩の進行がみられ子宮口9 cm開大、児の回旋にも異常はなく、StationはSp＋1となった。NRSはここまで0～1で、肛門周囲に圧迫感を感じるのみであったが、その感覚がしだいに強くなり、腹部や腰部に痛みはないが、肛門周囲にNRS 5の疼痛を訴えている。PCAは1度押したが、疼痛の緩和は得られず、疼痛は徐々に強くなってきている。この疼痛に対して産婦に坐位をとってもらい0.2％ロピバカイン8 mLを投与した。15分後、疼痛は緩和せずにNRSは7に増加し、血圧も陣痛間欠時で164/96 mmHgまで上昇した。カテーテル刺入部を観察したが、薬液が漏れたり、カテーテルが抜けたりしている様子はなく、cold testを行うと右側：Th10～L5、左側：Th12～L5であった。

設問

このときとるべき対応は何か。（○△×）をつけよ。
1) 0.5%ロピバカイン 5 mL を追加投与する
2) 硬膜外カテーテルを入れ替える
3) カテーテルを 1 cm 引き抜き、硬膜外腔 3 cm 留置で再固定する
4) 脊髄くも膜下鎮痛を追加して行う
5) ニカルジピンを投与する

本症例では仙髄レベルの遮断域が不足している。また体性痛であると考えられるため、基礎投与よりも濃度の高い 0.2%ロピバカインを選択した。仙髄領域へ遮断域を広げることを意図して坐位で 0.2%ロピバカイン 8 mL を投与して対応した。しかし、仙髄領域の遮断を得ることができずに、疼痛の軽減も得られなかった。この状況での次にとる対応についての設問である。

1) 0.5%ロピバカイン 5 mL を追加投与する（△）

このような状況では、さらなる局所麻酔薬の追加で遮断域を広げようとすると、遮断域が頭側にだけ広がり、思うように仙髄領域の痛みがとれないことをよく経験する。鎮痛が得られないからとやみくもに局所麻酔薬を追加投与することは、局所麻酔薬中毒の懸念からも避けるべきである。

Density に関しては児の回旋異常がなければ 0.2%より高濃度のロピバカインが必要になることは少ない（回旋異常には母体の強い疼痛を伴うことがある）。

追加ボーラス投与をする際にフェンタニルを加えるかどうかに関しては、エビデンスもなく意見が分かれるところである。持続投与などの基礎投与ですでにある程度の量が投与されていることと、著者の経験からはフェンタニルのボーラス投与で微弱陣痛が増悪するような印象があることから、追加のボーラス投与にフェンタニルを加えないことが多い。フェンタニルを加えると、より良好な鎮痛効果を得る可能性があるが、フェンタニルの基礎投与がある場合には局所麻酔薬単独の追加投与でも、速やかに十分な鎮痛効果を得ることがほとんどである。

硬膜外無痛分娩中の体位と遮断範囲の関連を示すエビデンスはなく、体位による違いを強く実感することはあまりないが、仙髄領域への薬液の広がりを期待した坐位での薬液投与は臨床的にはしばしば行われる。

2）硬膜外カテーテルを入れ替える（△）

なんらかの原因で現在の硬膜外カテーテルからの薬液投与では仙髄領域への薬液の広がりが得られない状況であると考えられる。再度硬膜外穿刺を行い、カテーテルを入れ替えることで、十分な遮断域を得ることができる可能性は高い。遮断域が極端に狭かったり、片寄っていたりする場合は、あれこれ対応をして時間をかけるよりも躊躇せずに再穿刺をしたほうがよいと考えるが、この状況ではカテーテルの引き抜きをまず行うべきである（再穿刺を決断するには結構勇気がいります）。

3）カテーテルを1 cm引き抜き、硬膜外腔3 cm留置で再固定する（○）

カテーテルの位置調整（固定のドレッシングを剥がして、カテーテルを0.5～1 cm引き抜いて再度固定する）のみで十分な遮断域を得る、ということをしばしば経験する。多くの場合、この処置と局所麻酔薬のボーラス投与で疼痛が軽快する。

遮断域のみが問題であれば、位置調整の後に基礎投与の濃度の局所麻酔薬を5～10 mLボーラス投与すればよい。本症例の状況では増強傾向のある体性痛への対応であり、やや濃い局所麻酔薬を用いることが適切であろう。

感覚遮断域に左右差が大きく、いわゆる"片効き"の状態になっている場合は、"下腿の感覚が鈍い感じ"を尋ねると、左右差があると答えることが多い。カテーテルの偏位があると、低濃度の局所麻酔薬だけでも片側性に筋力低下が起こることもある。正中できちんと穿刺ができていても、このようなカテーテルの偏移を疑わせる事態は起こりえる。

このような場合もカテーテルを引き抜くことで対処できることが多い（図2）。

前述のように明らかに効果の不十分なカテーテルだと判断した場合

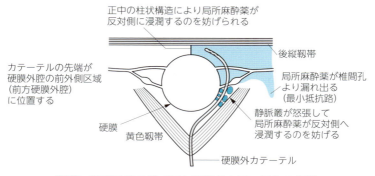

図2　硬膜外腔の模式図と硬膜外カテーテルの位置
硬膜外カテーテル先端が，後方硬膜外腔でなく前方硬膜外腔に位置すると，正中の柱状構造や怒張した静脈叢により局所麻酔薬が反対側へ浸潤しにくくなり，片効きとなりうる．カテーテルを引き戻せば解消できる可能性が高い．
〔照井克生．硬膜外無痛分娩（改訂3版）．東京：南山堂；2015．p.87より引用〕

は、速やかに再穿刺を行ったほうがよい場合もある。

　分娩は進行し、状況は変化するものなので鎮痛を得るまでに与えられている時間はそんなに多くはない、速やかではあるが母児の安全に最大に配慮した対応が求められる。

　NRSが低く、一見十分な遮断域が得られていると思われる状況でも、きちんと遮断域の評価をしておき、分娩が進行したときに起こってくる疼痛に対して予防的に対応する。このように先の動きを見据えた対応は、手術麻酔では当然のように行っていることである。

4）脊髄くも膜下鎮痛を追加して行う（△）

　血圧の上昇もあり、速やかな鎮痛が求められる状況であることと、硬膜外再穿刺を安全に行うために、脊髄くも膜下鎮痛をまず行い、仙髄領域の鎮痛を図ってから硬膜外カテーテルの再留置を行うことは、疼痛が強くて穿刺時の安静が保てないなどの状況によっては有効なストラテジーである。

　この場合は脊髄くも膜下硬膜外併用鎮痛（combined spinal-epidural analgesia：CSEA）で初期鎮痛を導入する場合と同様に0.125％程度に希釈した脊麻用ブピバカインを用いて運動神経遮断を避ける。

5）ニカルジピンを投与する（△）

　痛みをとることだけに注力せず、産婦の問題点に対するアプローチ

を産科、新生児科スタッフと連携して考えていくことも大切である。

陣痛発作時と間欠時で血圧変動もあり、降圧薬のみで血圧をコントロールするよりも、きちんと鎮痛を行うことのほうが管理しやすい。

本症例の疼痛は児頭下降に伴う産道由来の体性痛である可能性が高く、仙髄レベルの遮断が不十分なことによって起こった疼痛である。

無痛分娩経過中に起こった疼痛への対応は、分娩の進行度（児頭の高さ：station）、疼痛の部位、遮断域を確認したうえで、遮断域とdensity（遮断の強さ）を考慮して判断する。すなわち遮断域が不十分なのか、疼痛が由来する脊髄レベルの遮断はできている（薬液は広がっている）もののdensityが不十分（局所麻酔薬の濃度が足りない）で疼痛が起こっているbreakthrough painなのかを評価して前者であれば遮断域を広げる、後者であればより高濃度の局所麻酔薬を投与するというのが基本的な考え方である。

無痛分娩管理中に起こった疼痛は、痛みが起こった原因をよく考えて対応する！

ただ鎮痛薬を追加投与するだけでは不十分であったり、合併症をまねいたりする！

臨床経過 5

　カテーテルを 1 cm 引き抜いて再固定したのち、0.2％ロピバカイン 6 mL を投与したところ、10 分程度で疼痛の緩和がみられ、NRS は 0 となった。この時点で子宮口は全開大、Station Sp＋2 であった。その後、努責の指導も兼ねて努責を開始した。子宮口全開大から 90 分後、Station Sp＋3 の時点で、胎児心拍モニタリングで高度の変動一過性徐脈、遷延一過性徐脈を認め、バリアビリティ（variability）も減少してきたことから胎児機能不全の診断で会陰切開、吸引分娩を行い、胎児を娩出した。アプガースコアは 1 分値 8 点で、5 分値 9 点、臍帯動脈血 pH は 7.192 であった。胎盤娩出後、子宮収縮は良好で、出血量は 300 mL、会陰縫合終了後に硬膜外カテーテルへの持続投与を停止した。胎児娩出後の会陰処置に対しても鎮痛効果は良好であり、分娩後の出血も少なく、分娩後に行った血液検査で血小板数の低下も認めなかったため、分娩後 2 時間で硬膜外カテーテルを抜去した。

本症例のポイント

　妊娠高血圧腎症の産婦に対して施行した硬膜外無痛分娩の症例である。本症例のような医学的適応のない場合にも、産婦に鎮痛の希望があれば硬膜外無痛分娩の適応である。

　症例をとおして無痛分娩施行前に準備すべき事項、必要なモニタリング、硬膜外無痛分娩の手技とそれに必要な知識、管理上の考え方・注意点、経過中に起こる疼痛への対応など、実際の臨床で遭遇する無痛分娩のエッセンスに触れられるように解説した。ここでは硬膜外鎮痛単独で管理した例を紹介したが、脊髄くも膜下鎮痛を併用する方法などもあり、鎮痛方法だけをとっても本稿だけで無痛分娩に関して必要な情報を網羅することは不可能である。文献に紹介した成書[2,8]や雑誌の特集[9,10]にも目をとおしてほしい。

【文　献】

1) 日本妊娠高血圧学会．Ⅸ分娩周辺期および分娩時の管理 7. 無痛分娩．妊娠高血圧症候群の診療指針 2015．東京：メジカルビュー社；2015. p.213-5.
2) 照井克生．照井克生編．硬膜外無痛分娩（改訂3版）．東京：南山堂；2015. p.7-69, 87, 101.
3) 2009年度合同研究班報告（日本循環器学会，日本産科婦人科学会，日本小児循環器学会ほか）．心疾患患者の妊娠・出産の適応, 管理に関するガイドライン（2010改訂版）．http://www.j-circ.or.jp/guideline/pdf/JCS2010niwa.h.pdf（2017年6月閲覧）
4) 井上理恵，照井克生．循環器系疾患合併妊娠と硬膜外無痛分娩．産科と婦人科 2015；35：501-7.
5) Chestnut DH, Wong CA, Tsen LC, et al. Neurologic and Neuromuscular disease. Chestnut's Obstetric Anesthesia：Principles and Practice (5th ed). Philadelphia：Elsevier Health Sciences；2014. p.1113-40.
6) Groden J, Gonzalez-Fiol A, Aaronson J, et al. Catheter failure rates and time course with epidural versus combined spinal-epidural analgesia in labor. Int Journal Obstet Anesth 2016；26：4-7.
7) Bauer ME, Mhyre JM. Active Management of Labor Epidural Analgesia Is the Key to Successful Conversion of Epidural Analgesia to Cesarean Delivery Anesthesia. Anesth Analg 2016；123：1074-6.
8) 角倉弘行．無痛分娩の基礎と臨床（改訂2版）．東京：真興交易医書出版部；2015.
9) 角倉弘行編．無痛分娩における麻酔科医の役割．LiSA 2017；24：9-48.
10) 角倉弘行編．リスクのある妊婦の無痛分娩．LiSA 2017；24：53-79.

（中川　元文、上嶋　浩順）

第Ⅵ章 小児麻酔

15 ダウン症候群児の口蓋扁桃摘出術

Key Words
ダウン症候群
換気困難
扁桃摘出術

症例経過 1

　3歳、男児、身長90 cm、体重14 kg。出生後にダウン（Down）症候群と診断され、1歳時に他院にて心室中隔欠損症に対し根治術が行われた既往がある。頻回に睡眠時閉塞性無呼吸を認めるため、今回口蓋扁桃摘出術を行う方針となった。

■■■ 設　問 ■■■

術前診察時に確認すべきことは何か。（○△×）をつけよ。
1）現在の発育状況および小児科での経過
2）以前の手術経過
3）最近の気道感染の有無
4）頸椎の不安定性の有無
5）入室時に保護者の付き添いが可能か

1）現在の発育状況および小児科での経過（○）
　Down症候群は生産児で最も多い染色体異常で、おおよそ700出生に1人とされる。特に心血管系の異常を有することが多く（42〜48％）、疾患の部位や治療経過、肺高血圧の有無、その他合併症など確認すべき点は多い[1]。

2）以前の手術経過（○）
　以前の手術歴があれば、起こりうるリスクを事前に予測するのに有用となる。

3）最近の気道感染の有無（○）
　Down症候群の児は気道感染症にかかりやすく、さらに重症化しやすい。風邪などの気道感染症は気道過敏性を亢進させ、喉頭痙攣や気

管支痙攣、低酸素血症などの周術期合併症を増加させる。通常、罹患後2週間以内はこのような有害事象が起こるリスクが高く、可能であれば手術の延期が望ましい[2,3]。

4）頸椎の不安定性の有無（○）

Down症候群患者が潜在的に頸椎の不安定性を有していることは知られているが、疾患自体に幅があり、その頻度について言及することは難しい（環軸椎で15％、頸椎で8〜63％）。気管挿管や手術体位などで頸椎の不安定性を増大させる危険があり、術前後で神経学的評価をすべきである。ただ、頸椎X線検査を慣例として行うかは議論の余地がある[1]。

5）入室時に保護者の付き添いが可能か（△）

術前の不安は術後疼痛の増強や行動変容、覚醒時興奮などとの関連が示されており、その軽減にはさまざまな方法がとられている。非薬物的な方法として保護者同伴入室の効果について多くの研究があるが、今のところ単独では不安軽減に明らかに有用とは示されてはいない。しかし麻酔前投薬など他の方法との併用することで児の不安軽減に効果があるとされ、また保護者の不安軽減にも寄与する[4]。

Down症候群では多臓器にわたって疾患を有することが多い。患者ごとにそれぞれ治療が必要となる病態が異なり、術前評価としてコンセンサスの得られたものはない。既往歴や治療経過など確認すべき事柄は多く、病歴だけで分からない点は保護者とコミュニケーションをとって情報を得る必要がある。

Down症候群患者は多くの疾患を有していることが多く、十分にリスクを評価する必要がある！

表1 Down症候群の気道の問題点

表現型特徴による上気道の問題	巨舌，顔面中部の低形成，狭い鼻咽頭
上気道に影響を及ぼす条件	扁桃肥大，後鼻孔狭窄
喉頭/気管の構造的問題	喉頭軟化症，狭い気道，気管軟化症，声門下狭窄
その他に関与する因子	肥満，筋緊張低下

(Watts R, Vyas H. An overview of respiratory problems in children with Down's syndrome. Arch Dis Child 2013；98：812-7より引用)

症例経過 2

病棟での点滴確保が難しく、緩徐導入後に末梢静脈路を確保する方針とした。手術当日は母親が付き添って入室したが、興奮した様子でモニター類を着けることも困難だった。マスクを密着させ、酸素と亜酸化窒素およびセボフルラン吸入を開始したが、激しく体動し続けた。徐々に体動は少なくなり、臥位にして自発呼吸を補助するようにマスク換気を続けた。マスク換気は可能であったが、別の麻酔科医が静脈路を確保した後より換気が困難になった。体位の調整やエアウェイを用いてマスク換気を続けたが胸郭は上がらず、徐々にSpO_2が低下し90％以下となった。

設　問

事前に準備しておくべきことは何か。(○△×) をつけよ。
1) 困難気道カートを準備する
2) 別の麻酔科医に介助を依頼する
3) 意識下挿管の可能性を説明する
4) 耳鼻科医に緊急侵襲的気道確保の依頼をしておく
5) 人工心肺を準備する

1) 困難気道カートを準備する (○)
2) 別の麻酔科医に介助を依頼する (○)

　Down症候群の児は気道の異常を有することが多く、その呼吸管理にはより注意を要する[1](表1)[2]。

3) 意識下挿管の可能性を説明する (×)

　患者の協力を得ることは難しい。

4）耳鼻科医に緊急侵襲的気道確保の依頼をしておく（△）

　幼児では緊急時の輪状甲状膜穿刺・切開は困難で合併症が多く、積極的に施行するべき手技ではないとされる。しかし換気・挿管ともに困難な場合には、耳鼻科医に緊急侵襲的気道確保を依頼することも考慮される[5]。

5）人工心肺を準備する（×）

　準備までに時間がかかる。まず助けを求め、さまざまなデバイスを用いて気道確保に努めるべきである。

　成人では困難気道に対応するガイドラインがあるものの、小児の気道管理についてエビデンスに基づくものは限られている。Down 症候群の児ではさまざまな要因が関連して気道のトラブルが起こるリスクが高く、事前に対応を検討する必要がある。実際にマスク換気が困難な場合、体位の調節や二人法でのマスク換気などを試み、同時に麻酔器の不具合の確認や鎮静を深くして陽圧換気をする[5]。

Down 症候群患者は気道確保が困難な可能性がある！
人手やデバイスなどを前もって準備しておく必要がある！

症例経過 3

　点滴よりプロポフォールを静注したところ、マスク換気は可能となり胸郭も上がるようになりSpo_2は上昇した。ロクロニウムを投与し喉頭展開したところ、口腔内容積は小さかったが声門は視認でき、4.5 mm の気管チューブを挿入することができた。手術は問題なく終了した。

■■■ 設　問 ■■■

術後の対応・考慮すべきこととして適切なものは何か。（○△×）をつけよ。
1）抜管後の再挿管の可能性を考慮し、困難気道カートを備えておく
2）再挿管など緊急時に必要となる麻酔薬を手元に置いておく
3）覚醒時興奮に備え、予防策を講じる
4）鎮痛薬は少なめにする

5）いつもと同じ対応で十分とスタッフに伝える

1）抜管後の再挿管の可能性を考慮し、困難気道カートを備えておく（○）

2）再挿管など緊急時に必要となる麻酔薬を手元に置いておく（○）

　小児で周術期に再挿管となる頻度は低いが（麻酔1万件あたり9.6〜35.5回）、その場合には蘇生薬投与や予定外のICU入室、入院期間の延長などが必要となりうる。より幼少児で再挿管となることが多く、その原因は気道閉塞や喉頭痙攣など気道のトラブルが最多であった[6]。Down症候群児では抜管後に上気道狭窄音を認めることが多く[7]、気道のトラブルが起こる可能性を考慮し、慎重な対応が求められる。

3）覚醒時興奮に備え、予防策を講じる（○）

　小児における覚醒時興奮の正確な原因や機序についてはいまだ分かっていないが、複数の要因（年齢；未就学児、精神状態；入室時・導入時の強い緊張、疼痛；不十分な鎮痛薬、麻酔方法；吸入麻酔の使用、手術様式；眼科・耳鼻咽喉科手術）が関連していると考えられている[8]。覚醒時興奮は子ども自身に危険が及ぶだけでなく、医療者のストレスを増加させ、保護者の麻酔に対する満足度を低下させる。本症例の児は覚醒時興奮を起こす可能性があり、その予防・対処について検討する必要がある。有用とされる方法がいくつか挙げられており、参考にしたい。

- 麻酔維持をプロポフォールで行う[9]。
- 手術終了時に予防としてプロポフォール1 mg/kg単回静注する[10]。
- 術中よりデクスメデトミジンを使用する（ただし覚醒時興奮予防目的では適応外使用になる）[11]。
- マグネシウムを投与する[12]。

4）鎮痛薬は少なめにする（×）

　Down症候群など精神発達遅滞を有する児の痛みの程度を評価することは難しいが、個々に適切な鎮痛を図るべきである。

5）いつもと同じ対応で十分とスタッフに伝える（×）

　扁桃摘出術は基礎疾患のない児でも術後疼痛、悪心・嘔吐などが多い。さらにDown症候群の患者では、扁桃摘出術後にも睡眠時閉塞性無呼吸が残存することがあり[13]、術後も十分注意をはらう必要がある。

 Down症候群の児では麻酔導入時と同様、覚醒時や抜管後にも慎重な対応が求められる！

本症例のポイント

　予期せぬマスク換気困難は喉頭痙攣が原因であることが多い。喉頭痙攣は成人より小児で多く認められ、その頻度は2％にも上る。喉頭痙攣には多くの要因が関係しているが、不十分な麻酔が原因として最も多いとされる。本症例では浅麻酔の状態で刺激が加わったことが誘因となり、喉頭痙攣を起こした可能性が高い。

　Down症候群は稀な疾患ではなく、実際に周術期管理を担当する機会も十分考えられる。症例ごとに起こりうるリスクをあらかじめ十分に評価し、必要な準備を整え、適切な対応が求められる。

【文　献】

1) Lewanda AF, Matisoff A, Revenis M, et al. Preoperative evaluation and comprehensive risk assessment for children with Down syndrome. Paediatr Anaesth 2016 ; 26 : 356-62.
2) Watts R, Vyas H. An overview of respiratory problems in children with Down's syndrome. Arch Dis Child 2013 ; 98 : 812-7.
3) von Ungern-Stermberg BS, Boda K, Chambers NA, et al. Risk assessment for respiratory complications in paediatric anaesthesia : a prospective cohort study. Lancet 2010 ; 376 : 773-83.
4) Manyande A, Cyna AM, Yip P, et al. Non-pharmacological interventions for assisting the induction of anaesthesia in children. Cochrane Detabase Syst Rev 2015 ; 14 : CD006447.
5) Black AE, Flynn PE, Smith HL, et al. Development of a guideline for the management of the unanticipated difficult airway in pediatric practice. Paediatr Anaesth 2015 ; 25 : 346-62.

6) Ing C, Chui I, Ohkawa S, et al. Incidence and causes of perioperative endotracheal reintubation in children : a review of 28,208 anesthetics. Paediatr Anaesth 2013 ; 23 : 621-6.
7) Borland LM, Colligan J, Brandom BM. Frequency of anesthesia-related complications in children with Down syndrome under general anesthesia for noncardiac procedures. Paediatr Anaesth 2004 ; 14 : 733-8.
8) Kanaya A. Emergence agitation in children risk factors, prevention, and treatment. J Anesth 2016 ; 30 : 261-7.
9) Pieters BJ, Penn E, Nicklaus P, et al. Emergence delirium and postoperative pain in children undergoing adenotonsillectomy : a comparison of propofol vs sevoflurane anesthesia. Paediatr Anaesth 2010 ; 20 : 944-50.
10) van Hoff SL, O'Neill ES, Cohen LC, et al. Does a prophylactic dose of propofol reduce emergence agitation in children receiving anesthesia? A systematic review and meta-analysis. Paediatr Anaesth 2015 ; 25 : 668-76.
11) Cao JL, Pei YP, Wei JQ, et al. Effects of intraoperative dexmedetomidine with intravenous anesthesia on postoperative emergence agitation/delirium in pediatric patients undergoing tonsillectomy with or without adenoidectomy : A CONSORT-prospective, randomized, controlled clinical trial. Medicine 2016 ; 95 : e5566.
12) Eizaga Rebollar R, Garcia Palacios MV, Morales Guerrero J, et al. Magnesium sulfate in pediatric anesthesia the Super Adjuvant. Paediatr Anaesth 2017 ; 27 : 480-9.
13) Farhood Z, Isley JW, Ong AA, et al. Adenotonsillectomy outcomes in patients with Down syndrome and obstructive sleep apnea. Laryngoscope 2017 ; 127 : 1465-70.

(上野　健史、駒澤　伸泰、南　敏明)

第Ⅵ章 小児麻酔

16 食道閉鎖症

Key Words
気管食道瘻（TEF）
食道閉鎖症
新生児麻酔

症例経過 1

39週で出生時体重2,500gの女児、母体は分娩前に羊水過多を指摘されていた。アプガースコアは1分値6点、5分値8点であった。出生後より、泡沫状の唾液を口と鼻より流出させる。哺乳を始めると嘔吐を繰り返す。

■ 設　問 ■

本症例の診断のための検査は何か。（○△×）をつけよ。
1）胸部X線検査
2）胃管
3）心エコー検査

1）胸部X線検査（○）

気管食道瘻（tracheoesophageal fistula：TEF）および食道閉鎖症の病型はGrossの分類で5型に分けられる（図1）。これらのうちでTEFを有する病型はB～E型で、それぞれ瘻孔のタイプが異なる（Point参照）。その他、診断に関しては、胸部単純CTや胸部3D-CT検査などにより、TEFの位置や分岐角度などのより詳細な情報が期待される。ただし新生児では、画像の解像度など限界もあり、思わぬ気道確保困難に出会うこともある。

2）胃管（○）

胃管挿入によって診断がつくことが多い。胃管を挿入し胸腹部X線検査で診断できる。すなわち食道内でカテーテルが反転した所見（coil-upサイン）を認める（C型、A型）。

3）心エコー検査（○）

食道閉鎖には、心血管、消化器、泌尿器、筋骨格、神経系、染色体

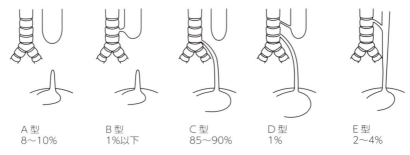

| A型 | B型 | C型 | D型 | E型 |
| 8〜10% | 1%以下 | 85〜90% | 1% | 2〜4% |

図1　先天性食道閉鎖症の Gross 分類

頻度は C 型が 85〜90％と最も多く，上部食道が盲端に終わり，下部食道と気管の間に交通（TEF）がある．次に 8〜10％で TEF がない A 型が続く．以下食道閉鎖がない E 型が 2〜4％，上下食道の両方が気管と交通した D 型 1％，上部食道と気管が交通した B 型はさらに稀である．胸部 X 線検査で，過量の空気が胃内に認められれば，下部食道瘻のある C，D，E 型が示唆される．
〔鈴木　毅．新生児期からの腹部手術・消化管手術の麻酔 新生児の麻酔総論 気管食道瘻・食道閉鎖症．前川信博監．香川哲郎，鈴木　毅編．臨床小児麻酔ハンドブック（改訂第 3 版）．東京：診断と治療社；2013．p.154-63 より引用〕

異常など 50〜70％に奇形を合併する．

　TEF ならびに先天性食道閉鎖症は，胎生 4〜6 週ごろの，食道と気管の原基の分離不全により生じる．本病型は Gross の分類で 5 型に分けられている（図 1）[1,2]．A 型は TEF がなく，E 型は食道閉鎖がない．Coil-up サインと胃内ガス像で病型が判別できる．TEF による肺炎のリスク，空気流入による胃の過膨張，陽圧換気による消化管膨満とそれに伴う呼吸循環抑制が問題となる．

　発生頻度は出生 3,000〜4,000 につき 1 例の割合である．食道が盲端に閉じていると胎児が羊水を飲み込めず羊水が吸収されないため，羊水過多となる．羊水過多と出生前のエコー検査（拡張し盲端になった上部食道，胃泡が見えない，小さいが特徴）で診断される症例が増えている．

　TEF より唾液や胃液が肺に流れ込んで肺炎のリスクがある．また，サーファクタント分泌不十分による呼吸窮迫症候群（respiratory distress syndrome：RDS）を合併すると，人工呼吸がしばしば必要となる．

　治療方針は全身状態によって異なる．栄養状態や呼吸状態が良好である場合，一期的手術が施行される．しかし，全身状態が不良あるい

表1 VATER連合とVACTERL連合

VATER連合	V：Vertebral defects（椎体異常） A：Anal atresia（鎖肛などの肛門奇形） TE：Tracheoesophageal fistula with Esophageal atresia（TEFと食道閉鎖） R：Renal or Radial defects（腎奇形あるいは橈骨奇形）
VACTERL連合	VATER＋ C：Cardiac anomalies（心奇形） L：Limb anomalies（四肢異常）

は重篤な肺合併症を有する場合は、多期的手術となる。Gross 病型にもよるが、胃瘻造設、TEF 閉鎖や食道バンディングが施行される。

合併奇形は、多臓器で起こりうる。TEF は一連の奇形群である VATER 連合と VACTERL 連合の一部である（表1）。

術前リスク分類として、古くから Waterston 分類（1962年）が用いられたが、近年は Spitz 分類（1994年）を用いることが多い（表2、3）[3〜5]。治療成績が向上し 2016年に Spitz 分類の変更案が発表された（表4）[6]。

 TEF および食道閉鎖では、全身状態により治療計画が異なる！
Gross 分類の型分類、呼吸状態、合併奇形について入念に情報収集を行う！
そのうえで、手術術式（一期的根治術か多段階手術）について外科医と相談、確認する！

症例経過2

胃管挿入をトライし、胸腹部 X 線検査したところ、coil-up サインを認め、胃内ガス像を認める（図2）ことから、食道閉鎖 Gross C 型と診断した。

■■■ 設 問 ■■■

治療方針について適切なものは何か。（○△×）をつけよ。

1）食道盲端との gap が 3 cm 以上の場合は、多段階手術を行う

表2 Waterston 分類

A 群		出生体重 2,500 g 以上で肺炎や合併奇形なし
B 群		出生体重 1,800～2,500 g で肺炎や合併奇形なし
		出生体重 2,500 g 以上で1度の肺炎や1度の合併奇形あり
C 群		出生体重 1,800 g 未満、2度の肺炎や合併奇形あり
肺炎	1度	片側肺の1葉に限局した異常
	2度	両側肺の異常、または片側肺全体の異常
合併奇形	1度	四肢の奇形，口唇口蓋裂，心房中隔欠損，小さな動脈管開存症など
	2度	消化管閉鎖，大血管転移，重症腎奇形，複数の1度合併奇形

(北野良博，本名敏郎，黒田達夫ほか．先天性食道閉鎖症の Waterston 分類と Spitz 分類．小児外科 2002；34：1123-8. Waterston DJ, Carter RE, Aberdeen E. Oesophageal atresia: tracheo-oesophageal fistula. a study of survival in 218 infants. Lancet 1962；21：819-22 より引用)

表3 Spitz 分類

1	出生体重 1,500 g 以上で重症心奇形なし
2	出生体重 1,500 g 未満または重症心奇形あり
3	出生体重 1,500 g 未満かつ重症心奇形あり

重症心奇形：手術の必要なチアノーゼ性心奇形，または（内科的・外科的）治療が必要な心不全を伴う非チアノーゼ性心奇形

(北野良博，本名敏郎，黒田達夫ほか．先天性食道閉鎖症の Waterston 分類と Spitz 分類．小児外科 2002；34：1123-8. Spitz L, Kiely EM, Morecroft JA. Oesophageal atresia: at-risk groups for the 1990s. J Pediatr Surg 1994；29：723-5 より引用)

表4 Spitz 分類の変更案

グループ	定義	生存率(%)
I	出生体重 1,500 g より上で重症心奇形なし	97
II	出生体重 1,500 g 未満で重症心奇形なし	92
III	出生体重 1,500 g より上で重症心奇形あり	80
IV	出生体重 1,500 g 未満かつ重症心奇形あり	67

(Malakounides G, Lyon P, Cross K, et al. Esophageal atresia: improved outcome in high-risk groups revisited. Eur J Pediatr Surg 2016；26：227-31 より翻訳引用)

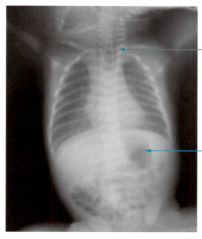

図2　症例経過2：胃管挿入時の胸腹部単純X線
(自施設症例画像)

2）呼吸窮迫症候群（RDS）合併例では、一期的な根治手術が急がれる
3）体重が1,400 gの場合は多段階手術も検討する
4）手術が必要なチアノーゼ性心疾患合併症例では、多段階手術を行う
5）上部食道が盲端になっているため、気管挿管は容易である

1）食道盲端とのgapが3 cm以上の場合は、多段階手術を行う（○）
　食道盲端がlong gap（3 cm以上）の場合は、多段階手術〔第一期として、胃瘻造設、瘻孔離断もしくは食道絞厄（バンディング）〕が推奨される。
2）RDS合併例では、一期的な根治手術が急がれる（×）
　RDSや肺炎のため、術前に人工呼吸が必要な症例では、術中の酸素化維持が困難になるリスクが高く、多段階手術が推奨される。
3）体重が1,400 gの場合は多段階手術も検討する（○）
　従来、体重が1,500 g未満の場合は、手術麻酔リスクを考え、まず姑息術（胃瘻造設など）を行い、体重増加を待って、根治手術を行うことが多かった。ただし、手術手技、技術、器械などの進歩により低

表5 開胸手術と胸腔鏡手術の比較

	開胸手術	胸腔鏡手術
利点	・視野が広い ・手術時間はやや短い ・人工気胸に伴う合併症がない	・整容性に優れる ・晩期合併症（胸郭変形，翼状肩，側彎）が起こりにくい ・術野が拡大視でき，瘻孔位置確認や迷走神経のていねいな温存が可能
欠点	・整容性で劣る ・晩期合併症（胸郭変形，翼状肩，側彎）の懸念あり ・術後疼痛の問題	・人工気胸による片肺の虚脱が必要．気管食道瘻があるため，術中の呼吸管理が問題 ・手術時間がやや長い ・術中の高二酸化炭素血症，アシドーシス

出生体重児の場合でも一期的根治的が検討されることがある。

4）手術が必要なチアノーゼ性心疾患合併症例では、多段階手術を行う（○）

重篤な心疾患合併例では、生後すぐの根治術は麻酔および術後合併症のリスクが高く、避けるべきである。

5）上部食道が盲端になっているため、気管挿管は容易である（×）

食道閉鎖症では、声門下の気道狭窄などをはじめ、気道確保困難症例も複数例の報告がある[7,8]。

気道確保困難への備えや自発呼吸温存の必要性に関し外科医との事前の打ち合わせを行う。

原疾患ならびに合併奇形の有無を診断したうえで、手術術式の検討を行う。早期に一期的な根治手術ができると生存率は高いといわれる。しかし、心奇形や低出生体重児、肺炎などで全身状態が不良な場合は、胃瘻造設、瘻孔離断もしくは食道絞扼術を行い、全身状態を安定させてから、根治術を行う多段階手術が選択される。

術式においては、従来の開胸手術に加え、近年は胸腔鏡手術が行われ、利点や欠点が検討されている（表5）。

食道閉鎖のタイプや病態、心奇形の合併、出生時体重、呼吸器合併症などから手術計画を立てる！

症例経過 3

Room air で SpO_2 は 98％と安定しており、NICU に入室しさらに手術術式の決定のため、検査を行うこととなった。

設　問

一般的な新生児の気道・呼吸機能に関し、周術期麻酔を行ううえで、知っておくべき基本的な特徴は何か。（○△×）をつけよ。

1）新生児の機能的残気量（FRC）は、Closing Capacity より大きい
2）肺コンプライアンス（伸展性：単位圧変化に対する容量変化）は成人に比べ低い
3）胸郭コンプライアンスは成人に比べ低い
4）予備吸気量、予備呼気量は大きい
5）成人に比べて、喉頭の位置が高く、口蓋と喉頭蓋との距離が短い

1）新生児の FRC は、Closing Capacity より大きい（×）

新生児では、Closing Capacity（CC；最大吸気位から最大呼気位まで肺内の空気を呼出していくときに、末梢気道の閉塞が起こり始める肺容量）が、機能的残気量（functional residual capacity：FRC）より大きく、通常の呼吸中に末梢の気道閉塞が起こりうる。FRC は 8 歳ごろに CC より大きくなる。10 代後半でピークを迎え、以後減少し 40 歳ごろに再び CC のほうが大きくなる。

2）肺コンプライアンス（伸展性：単位圧変化に対する容量変化）は成人に比べ低い（○）

新生児の肺コンプライアンスの正常値は、成人に比べ低値である。小児期に上昇する。小児は気道が細いため、陽圧換気時に気道内圧が上昇しやすい。

3）胸郭コンプライアンスは成人に比べ低い（×）

新生児の胸郭は非常に柔軟で、コンプライアンスは高い。成長し成人になるにつれて胸郭の伸展性は低下してくる。気管、気管支も軟らかく、気道は虚脱しやすい。

4）予備吸気量、予備呼気量は大きい（×）

新生児の全肺気量（total lung capacity：TLC）に対して、吸気予備

表6　新生児の気道・呼吸器系の特徴

- 口腔内に占める舌容積が比較的大きい
- 麻酔導入により上気道閉塞を来しやすい
- 喉頭の位置が高く，喉頭蓋が長く，喉頭展開が難しい
- 輪状軟骨レベルが最も狭窄を起こしやすい
- 肺胞換気量に比べ，機能的残気量が少ない
- 体重あたりの酸素消費量が多い
- 胸壁の軟骨組織が柔軟で，胸郭保持力が弱い
- 体重あたりの酸素消費量が多い（低酸素に陥りやすい）
- 呼吸筋（横隔膜）が疲労しやすく，予備力が低い
- 肺血管抵抗が高い
- 未熟児では，高濃度酸素で未熟児網膜症のリスクがある

量（inspiratory reserve volume：IRV）、呼気予備量（expiratory reserve volume：ERV）は相対的に小さく、1回換気量増大の予備力が小さい。

5）成人に比べて、喉頭の位置が高く、口蓋と喉頭蓋との距離が短い

　成人では、喉頭は第4～5頸椎レベルであるが、早産児・低出生体重児では第3頸椎レベル、満期産時では、第3～4頸椎レベルにある。新生児では、口蓋と喉頭蓋の距離は短く、気管軸に対して、声門軸が背面を向くように傾いていることから、挿管時に喉頭の視野は悪くなりやすい[9]。

　新生児の呼吸器系の特徴を表6に示す。また、体温管理に関して、新生児期、乳幼児期では異なることを理解する。新生児や乳児早期では熱産生は小さく、熱の喪失が大きい（皮膚や皮下組織の断熱性が小さい）。そのため、体温は低下しやすく、積極的な体温維持が必要である。乳児後期から幼児となると、熱産生が大きくなり、熱喪失は小さい（皮下脂肪が厚くなる）。そのため、保温は必要であるが、うつ熱にも注意する[2]。

新生児・小児の各臓器の解剖学的、生理学的特徴を理解することが、小児麻酔に習熟するためには必要である！

症例経過 4

心エコーや胸腹部 CT 検査などを行い、合併奇形がなく、明らかな肺炎も認めなかった。そのため、生後 2 日目に食道閉鎖 Gross C 型に対して、左側臥位にて胸腔鏡補助下の一期的根治術（TEF の切離、食道端々吻合）が予定された。

■■■ 設 問 ■■■

麻酔導入・維持に関する注意点は何か。（○△×）をつけよ。
1) 気管食道瘻（TEF）が気管分岐部に近く太い場合は、陽圧換気で胃膨満が起こりやすい
2) RDS や誤嚥性肺炎では、自発呼吸を温存する導入は勧められない
3) 気管チューブが TEF に迷入することはまずない
4) 気管チューブが TEF を超えて挿入できるかを検討する
5) 気管狭窄がないかどうか胸部 CT 検査を確認する

解説

1) TEF が気管分岐部に近く太い場合は、陽圧換気で胃膨満が起こりやすい（○）

食道閉鎖症の麻酔では陽圧換気による TEF を介した胃膨満が問題となる。陽圧換気では、胃液の逆流による誤嚥性肺炎の発症が常に危惧される。そのため、Fogarty カテーテル（3～4 Fr）を瘻孔に進め、バルーンを膨らませ瘻孔を閉鎖することが考慮される（図 3）。Fogarty カテーテル誘導に習熟を要するが、成功すると十分な圧での陽圧換気が可能となる。

2) RDS や誤嚥性肺炎では、自発呼吸を温存する導入は勧められない（×）

RDS や誤嚥性肺炎では、肺コンプライアンスがさらに低下し、陽圧換気で瘻孔を通した胃膨満から、肺や大血管の圧迫で、換気不全、循環虚脱のリスクが高い。筋弛緩薬使用については議論があるが、自発呼吸を温存した導入はこのような症例では特に検討に値する。

3) 気管チューブが TEF に迷入することはまずない（×）

気管チューブが瘻孔に迷入することは十分に考えられる。気管支ファイバーによる確認に加え、カプノモニター、1 回換気量、気道内

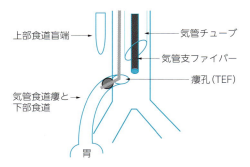

図3 Fogartyカテーテルによる気管食道瘻閉鎖の模式図（C型の例）

圧、胃膨満のチェックに加え、術者とのコミュニケーションが大切である。

4）気管チューブがTEFを超えて挿入できるかを検討する（○）

気管チューブがTEFを超えて挿入できる場合は、瘻孔を介した吸気ガスの胃内迷入のリスクが減らせるため、考慮すべき方法である。

5）気管狭窄がないかどうか胸部CT検査を確認する（○）

食道閉鎖に声門下狭窄や気管狭窄が合併した症例報告がある[7,8]。そのため、気管狭窄などの術前の画像診断情報は、麻酔計画を立てるうえで非常に重要であり、確認すべきである。

食道閉鎖症の麻酔導入時には、自発呼吸温存を考慮すべきであるが、筋弛緩薬を導入時から使用することについては意見が分かれる。それぞれ利点や欠点があり（表7）、施設の経験や個々の病状に応じて検討する。

気管挿管後にTEFを確認し、①気管チューブ先端を瘻孔より末梢に置く、②気管支（片肺）挿管とする、③Fogartyカテーテルによる瘻孔閉鎖、のいずれかを選択する[2]。

Fogartyカテーテルはファイバーガイド下で誘導、留置するが、ワーキングスペースが狭く手技に熟練を要する。

表7 自発呼吸温存（筋弛緩薬使用）の利点，欠点

	自発呼吸温存	筋弛緩薬使用
利点	・陽圧換気による胃膨満の回避 ・ファイバースコープ，Fogartyカテーテル操作において，換気の中断なし	・麻酔導入，維持で咳反射，喉頭痙攣の回避が可能 ・適切な酸素化，換気が可能になりやすい
欠点	・適切な酸素化や換気が難しいことあり ・緩徐導入で浅麻酔時に咳反射，喉頭痙攣，気管支痙攣のリスクあり	・陽圧換気による胃膨満 ・胃内容逆流のリスク 　（※低圧での換気，Fogartyカテーテルによる瘻孔閉鎖でリスクを減らす）

 麻酔導入時の自発呼吸温存の是非については議論がある。それぞれの利点、欠点を理解、検討したうえで決定する！

症例経過 5

フェンタニルを 0.5 μg/kg 投与し、セボフルランによる緩徐導入を行った。内径 2.5 mm の気管チューブをガイドに、まず Fogarty カテーテルを気管内に挿入、その後内径 3 mm の気管チューブを気管挿管した。ファイバーガイド下に気管分岐部近くの TEF に Fogarty カテーテルを誘導、バルーンをインフレートし瘻孔を閉塞した。その後、筋弛緩薬を投与し、圧規定式の調節呼吸とした。ファイバーガイド下で気管チューブを左主気管支に進め、片肺挿管としたうえで、左側臥位で胸腔鏡手術を開始した。上部食道の剝離に続いて、下部食道の剝離を行っていたところ、SpO_2 が FIO_2 0.7 で SpO_2 95％から 80％まで急激に低下した。血圧も 60/35 mmHg から 45/25 mmHg まで低下、心拍数は 140 beats/min から 150 beats/min と上昇した。

■■■ 設　問 ■■■

行うべきことは何か。（○△×）をつけよ。
1）手術を一時中断するよう術者に声をかける
2）上級医もしくは人手を集めるよう緊急コールをかける
3）術野を確認し、用手換気で左右肺野の呼吸音を聴診する

4）胃膨満は Fogarty カテーテルで閉塞しているのでまず考えにくい

5）気管チューブを左主気管支から気管に引き戻し、ファイバースコープで位置を確認する

1）手術を一時中断するよう術者に声をかける（○）

　低酸素のトラブルは一刻を争う。一時手術を中止し、原因の検索を行う。

2）上級医もしくは人手を集めるよう緊急コールをかける（○）

　トラブルへの対応には、まずマンパワー確保が欠かせない。可能なかぎり救援を求めて、冷静に原因を探す。

3）術野を確認し、用手換気で左右肺野の呼吸音を聴診する（○）

　術野の状況確認と聴診は呼吸トラブル時の基本である。左肺の緊張性気胸を除外する。さらに、気管チューブの先端の気管分岐部、第2分岐部などへの先当たり、閉塞も除外する。

4）胃膨満は Fogarty カテーテルで閉塞しているのでまず考えにくい（×）

　状況から、Fogarty カテーテルの閉塞の外れや他の瘻孔（複数例あり）からの胃への吸入ガスの流入なども考えられる。胃膨満から、呼吸不全、循環虚脱を来した可能性も十分に考えられる。可能性を疑いチェックすべきである。

5）気管チューブを左主気管支から気管に引き戻し、ファイバースコープで位置を確認する

　酸素飽和度の急激な低下より、いったん酸素化を改善させ、原因検索を行うべきである。術者の了解を得て、両肺換気とする。ファイバーで Fogarty カテーテルの位置確認や胃内容逆流、気道内分泌物を確認する。本症例の酸素化悪化には、複数の原因が考えられるが、まずは人手を確保し、原因検索ならびに酸素化の改善を図ることが重要である。

■本症例のポイント■

　食道閉鎖症の麻酔管理では、術前の合併奇形のチェックをはじめ、術前評価、麻酔計画、麻酔の実施、術後管理のいずれにおいても、専門的な技術、知識が要求される。

　近年、胸腔鏡下手術が普及してきている。その際の片肺換気については、気管チューブを非開胸側の気管支に進めて、片肺換気を行う選択肢がある。この方法は、片肺換気の成功例では気胸圧を低く保つことができ安定した血行動態の確保ならびに術野確保に有利とされる[10]。気管チューブが瘻孔を超えて留置できれば、Fogartyカテーテルで片肺換気とすることもできる。分離肺換気の方法については議論があり、症例ごとの病態に応じて考慮すべきである。麻酔のポイントとしては、麻酔導入からTEFの閉鎖までの間、瘻孔を介した胃膨満を最小限に抑える管理が課題である。

【文　献】

1) 玉田昌子, 尾原秀史. 1. 食道閉鎖. 稲田英一編. 麻酔科診療プラクティス3 緊急手術の麻酔. 東京：文光堂；2001. p.88-91.
2) 鈴木　毅. 新生児期からの腹部手術・消化管手術の麻酔 新生児の麻酔総論 気管食道瘻・食道閉鎖症. 前川信博監. 香川哲郎, 鈴木　毅編. 臨床小児麻酔ハンドブック（改訂第3版）. 東京：診断と治療社；2013. p.154-63.
3) 北野良博, 本名敏郎, 黒田達夫ほか. 先天性食道閉鎖症のWaterston分類とSpitz分類. 小児外科 2002；34：1123-8.
4) Waterston DJ, Carter RE, Aberdeen E. Oesophageal atresia：tracheo-oesophageal fistula. a study of survival in 218 infants. Lancet 1962；21：819-22.
5) Spitz L, Kiely EM, Morecroft JA. Oesophageal atresia：at-risk groups for the 1990s. J Pediatr Surg 1994；29：723-5.
6) Malakounides G, Lyon P, Cross K, et al. Esophageal atresia：improved outcome in high-risk groups revisited. Eur J Pediatr Surg 2016；26：227-31.
7) 篠崎裕美, 中尾三和子, 櫻井由佳ほか. 術前に声門下狭窄・喉頭気管裂の合併が診断できなかったため気道確保に難渋したC型食道閉鎖症の麻酔経験. 日臨麻会誌 2013；33：247-52.
8) 土居ゆみ, 高辻小枝子, 法華真衣ほか. 局所麻酔下に造設した胃瘻か

ら逆行性に気管食道瘻へカテーテルを挿入した後に全身麻酔を導入した C 型食道閉鎖の一症例. 日小児麻酔会誌 2015；21：212-6.
9) 青山和由. 小児の気道異常 基礎的な知識と基本技能 確実な気道評価のために. LiSA 2015；22：662-7.
10) 漆原直人, 矢本真也, 福本弘二ほか. C 型食道閉鎖症に対する胸腔鏡下手術 開胸手術との比較検討. 日周産期・新生児会誌 2015；51：2-5.

(植木　隆介)

第Ⅵ章 小児麻酔

17 前縦隔腫瘍

Key Words
縦隔腫瘍
気道閉塞
気道管理
小児

症例経過 1

　4歳、男児、身長105 cm、体重16 kg。咳嗽のため近医を受診し、上気道炎と診断され経過観察されていた。その後、呼吸困難、喘鳴、顔面の浮腫が出現したため精査を行ったところ、胸部単純X線および胸部CT検査により前縦隔腫瘍を認めた。精査および手術加療目的に当院に搬送となった。全身麻酔下での腫瘍生検術を行うこととなった。

設　問

重症度を予測するために把握しておくべき問診・検査および検査所見は何か。（○△×）をつけよ。
　　　1）体位による血圧変化や呼吸症状の変化
　　　2）スパイロメトリ
　　　3）画像所見より得られる、気管・気管支の圧迫の程度
　　　4）経食道心エコー検査（TEE）

1）体位による血圧変化や呼吸症状の変化（○）

　体位により呼吸苦や気道狭窄音が生じる場合、腫瘍によって気管や気管支が圧迫されている可能性がある。そのため、患者にとって呼吸をしやすい体位を確認しておくことが重要となる。その体位を維持することで、腫瘍の気道圧迫による麻酔導入後の予期せぬ換気困難を回避できる。また、腫瘍が上大静脈や肺動脈、心臓自体を圧迫している場合、姿勢、特に仰臥位により不十分な右室充満や右心拍出量の低下による循環虚脱が生じる可能性がある。

2）スパイロメトリ（△）

　呼気プラトー時間の延長は、腫瘍による気道圧迫の程度を予測でき

表1　前縦隔腫瘍の重症度分類

低リスク	無〜軽度症状（＋） 体位変換による症状（－） 画像による明らかな周辺構造物への圧迫（－）
中等度リスク	軽〜中等度症状（＋） 気管の圧迫＞50％
高リスク	体位変換による重篤な症状（－） 喘鳴（－） チアノーゼ（－） 気管の圧迫＞50％，もしくは気管・気管支の両方の圧迫 心囊液（－） 上大静脈症候群（－）

(Randal S, Duncan G. Anesthetic management of patients with an anterior mediastinal mass : continuing professional development. Can J Anesth 2011 ; 58 : 853-67 より改変引用)

る可能性がある。しかし、必ずしも気道圧迫の重症度を反映しないという意見もあり、また特に小児ではスパイロメトリを施行できない場合が多く、必須の検査とはいえない。

3）画像所見より得られる、気管・気管支の圧迫の程度（○）

気管・気管支の圧迫の程度と部位を術前より評価しておくことは、麻酔計画を立てるうえで非常に有用となる。胸部CT検査により気管が正常径と比べ50％以上圧迫されている、あるいは気管、気管支ともに圧迫されている症例では周術期に呼吸合併症を来しやすいといわれている。気管・気管支の圧迫の評価に、3D-CTも有用である。

4）TEE（△）

エコー検査は、心腔の腫瘍からの圧迫や血行動態、心囊液の評価に有用である。ただし、経食道心エコー検査（transesophageal echocardiography：TEE）の周術期の使用に関して、プローブによる後方からの気管や血管の圧迫により血行動態や呼吸状態の悪化の可能性を考慮すると、必ずしも有用とはいえない。

前縦隔腫瘍の麻酔管理では、術前の症状や検査所見から重症度を評価しておくことが重要である（表1）[1]。

> **伝えたい一言** 小児前縦隔腫瘍の麻酔導入では綿密な術前評価が必要！

症例経過 2

術前現症および検査所見：血圧 100/55 mmHg、呼吸数 34 breaths/min、100％酸素 2 L/min、経鼻カニューレで SpO_2 95％、呼吸状態は仰臥位で悪化し、坐位または右側臥位で軽減した。聴診上、気道狭窄音を認める。画像所見を図1、2[2)]に示す。セボフルラン吸入による緩徐導入を行うこととした。セボフルラン吸入濃度を1％から開始し、徐々に濃度を上げたところ、3％に到達した時点で突如マスク換気が困難となった。すぐに気管挿管を試みたところ、気管挿管は容易であったが、その後も用手換気は困難であった。

設問

ふさわしい対処法や考慮すべきことは何か。（○△×）をつけよ。
1）聴診
2）体位変換
3）経皮的心肺補助（PCPS）
4）挿管チューブをさらに進める
5）手術の中止

1）聴診（○）

気管支痙攣や食道挿管など、聴診により鑑別できる換気困難の原因を除外する。特に意識下や自発呼吸温存下の浅麻酔下での麻酔導入時には気管支痙攣が生じる可能性は十分に考えられる。

2）体位変換（○）

術前に確認した患者の呼吸苦を改善できる側臥位や腹臥位をとることで、腫瘍の気管・気管支の圧迫が解除され、換気困難の改善につながる。

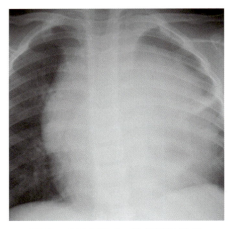

図1 症例経過2：胸部単純X線
腫瘍/胸郭比（mediastinal mass ratio：MMR）67%
（坂口 豪，橘 一也，竹内宗之ほか．全身麻酔が危険であると判断した小児巨大前縦隔腫瘍の3症例．麻酔 2011；60：609-14 より引用）

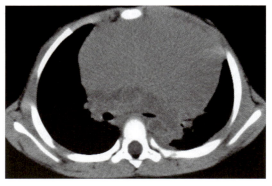

図2 症例経過2：胸部CT
前縦隔に腫瘍を認める．腫瘍による気管圧迫と左気管支狭窄を認める．
正常気管面積に対する気管最狭窄部位の面積（% cross sectional area：%CSA）60%
（坂口 豪，橘 一也，竹内宗之ほか．全身麻酔が危険であると判断した小児巨大前縦隔腫瘍の3症例．麻酔 2011；60：609-14 より引用）

3）PCPS（△）

　成人において、経皮的心肺補助（percutaneous cardiopulmonary support：PCPS）を最初から使用し麻酔導入を行った報告はみられる。しかし小児の場合、安静を保てないことや小さい動静脈経を考慮すると、麻酔導入前からの大腿動静脈や内頚静脈の確保は、現実的に困難である。仮に麻酔導入後に循環虚脱や換気困難が生じたときに迅速にPCPSのための血管アクセスが可能な年齢なのかということを術者と術前に協議しておくことは、麻酔導入計画を立てるうえで重要となる。

4）挿管チューブをさらに進める（△）

　腫瘍による気管・気管支の圧迫が換気困難の原因であることが強く疑われる場合には、物理的に挿管チューブを腫瘍よりも末梢側へ進めることも考慮する。そのうえでも術前に腫瘍がどのあたりの気管、気管支を圧迫しているのかを確認しておくことは重要である。ただし、挿管チューブを腫瘍圧迫部位に進める際、気管・気管支を損傷する可能性もあるため、気管支ファイバー下にチューブを進めることが望ましい。

5）手術の中止（○）

　麻酔維持が困難と判断した場合には手術の中止を考慮する。ステロイド投与や化学療法によって腫瘍の縮小後に再度手術することが望ましい。

　術前に評価した前縦隔腫瘍の重症度をもとに入念な麻酔計画を立て、生じる可能性のある気道・循環のトラブルに対応するための手段を、術者や看護師、臨床工学技士（ME）を交えて協議を行っておくことが重要である。

小児の前縦隔腫瘍は全身麻酔導入後の気道・循環破綻に注意！

症例経過❸

　気管挿管後も用手換気が困難であったため、すぐに側臥位にした。換気は少し改善したが、不安定な状況であった。気管支ファーバーにて気管内を覗いたところ、腫瘍による高度な気管の圧迫を認めた。気管の偏位が強く、挿管チューブを圧迫部位より遠位に進めることは危険であると判断し、外科医と協議の結果、患者を覚醒させることにした。手術を中止し、化学療法とステロイドの投与による腫瘍縮小後に、今後手術を再検討することとした。

■■■ 本症例のポイント ■■■

　前縦隔腫瘍は腫瘍の大きさや部位によって重症度は異なり、麻酔管理を行ううえでの体系的なアプローチは個々の症例によってさまざまである。重症例では、麻酔導入後に換気不能や循環虚脱に陥る場合があるため、入念な術前評価と麻酔計画が必要となる。

　以下に、前縦隔腫瘍の麻酔管理を行ううえでのポイントを簡潔に述べる。

① 前縦隔腫瘍周囲の解剖を理解する。
② 前縦隔腫瘍の随伴症状および術前検査から、重症度や麻酔に伴う危険度を把握する。
③ 危険と判断した場合、全身麻酔を回避し、化学療法による腫瘍縮小を待つことも考慮する。
④ 必要に応じて自発呼吸を温存した麻酔管理も考慮する。
⑤ 可能であれば、PCPS下での麻酔導入あるいは手術も考慮する。

【文　献】

1) Randal S, Duncan G. Anesthetic management of patients with an anterior mediastinal mass：continuing professional development. Can J Anesth 2011；58：853-67.
2) 坂口　豪, 橘　一也, 竹内宗之ほか. 全身麻酔が危険であると判断した小児巨大前縦隔腫瘍の3症例. 麻酔 2011；60：609-14.

（藤原　淳）

第Ⅵ章 小児麻酔

18 悪性高熱症

Key Words
悪性高熱症（MH）
ダントリウム

症例経過 1

　10歳、男児、身長139 cm、体重35 kg。慢性中耳炎の診断で鼓室形成術を予定した。既往歴、家族歴に特記すべきことはなかった。術前検査でも異常を認めなかった。麻酔導入はチオペンタール175 mg-ロクロニウム25 mg-フェンタニル35 μg-酸素4 L/min-セボフルラン3％で行い、気管挿管後は空気2 L/min-酸素2 L/min-セボフルラン1.8％で麻酔を維持した。患児の両上腕は体側に固定された。麻酔導入直後に直腸温は36.8℃であったが5分後に37.6℃、15分後に39.1℃に上昇した。

■■■ 設　問 ■■■

この状態で考えられる病態は何か。（○△×）をつけよ
　1）発熱
　2）うつ熱
　3）悪性高熱
　4）体温計の故障

1）発熱（×）
　術前の風邪症状などで高体温となることがあるが、本症例では考えにくい。

2）うつ熱（×）
　長時間の手術中は起こりうるが、本症例では麻酔導入直後であり考えにくい。

3）悪性高熱（○）
　診断基準を満たしており、本症例では悪性高熱を疑うべきである。

4）体温計の故障（○）

本当に高体温なのか。手で患者を触ってみたり、別の体温計を使用するなどして確認するべきである。

吸入麻酔薬を使用した全身麻酔中の急激な体温上昇では、悪性高熱の可能性を常に考えて、必要な対応をしていく必要がある。しかし、モニターで心静止の場合に、モニターの異常ではないか確認するように、本当に高体温なのかを再確認してから診断、治療に進みたい。

 術中の異常事態ではモニター機器の異常をチェックする！

症例経過2

手で患者の額を触れると熱かった。鼓膜温を測定したが直腸温と同様であった。

■■■ 設 問 ■■■

この病態に随伴する可能性が高い症状は何か。（○△×）をつけよ。
1）頻脈
2）筋強直
3）ミオグロビン尿
4）高カリウム血症
5）代謝性アルカローシス

 本症例は麻酔導入後15分間で36.8℃から39.1℃まで2.3℃の体温上昇を認めていることから、悪性高熱症が強く疑われる。両上肢を体幹に固定されているので手術が長時間になればうつ熱の可能性があるが、本症例ではまず悪性高熱症を疑うべきである

1）頻脈（○）
原因不明の頻脈、不整脈を伴う可能性が高い。

表1 盛生らの臨床診断基準

体温基準	A. 麻酔中, 体温が40℃以上 B. 麻酔中15分間に0.5℃以上の体温上昇で最高体温が38℃以上
その他の症状	1）原因不明の頻脈, 不整脈, 血圧変動 2）呼吸性および代謝性アシドーシス（過呼吸） 3）筋強直（咬筋強直） 4）ポートワイン尿（ミオグロビン尿） 5）血液の暗赤色化, Pao_2低下 6）血清K^+, CK, AST, ALT, LDHの上昇 7）異常な発汗 8）異常な出血傾向

劇症型（f-MH）：AかBを満たし, その他の症状を認める
亜　型（a-MH）：体温基準を満たさないが, その他の症状がある

K：カリウム, CK：クレアチンフォスフォキナーゼ, AST：アスパラギン酸アミノ基転移酵素,
ALT：アラニンアミノ基転移酵素, LDH：乳酸脱水素酵素
MH：milignant hyperthermia（悪性高熱症）
(向田圭子, 弓削孟文. 悪性高熱症の診断と治療. 綜合臨牀 2001；50：137-38 より引用)

2）筋強直（○）

　細胞内カルシウム濃度上昇により骨格筋では筋収縮が異常に持続し開口障害などの筋強直を起こす。
　悪性高熱症では代謝亢進に伴う高二酸化炭素血症や代謝性アシドーシスを呈する。

3）ミオグロビン尿（○）

4）高カリウム血症（○）

　病態が進行すると骨格筋細胞膜が壊れてカリウムやミオグロビンが血中に放出され、高カリウム血症や赤褐色のミオグロビン尿が認められる。

5）代謝性アルカローシス（×）

　代謝亢進に伴って高二酸化炭素血症や代謝性アシドーシスを呈する。

　麻酔科医が悪性高熱症に遭遇することは稀である。しかしいったん発症すると進行が極めて早いため、迅速に適切な処置がなされなければ重大な事態に陥る。よって周術期管理チームは日常から悪性高熱症の病態と診断基準を理解しておき（表1）[1]、悪性高熱症を疑ったらすぐに応援を要請して確定診断を待たずに治療を開始すべきである[2]。

悪性高熱症を疑ったらすぐに応援を要請して迷わず治療開始！

症例経過 3

体温上昇とともに心拍数が 90 beats/min から 140 beats/min となり、同時に呼気終末二酸化炭素分圧（$ETco_2$）は 55 mmHg に上昇した。動脈血ガス分析では、pH 7.202、Pao_2 148 mmHg、$Paco_2$ 60 mmHg、BE －4.9 mEq/L、カリウム 4.9 mEq/L であった。手術はまだ開始していない。

■■■ 設　問 ■■■

この時点で行うべき処置および治療は何か。（○△×）をつけよ。
1 ）手術を開始する
2 ）吸入麻酔薬の濃度を上げる
3 ）100％酸素による換気
4 ）室温送風による体表冷却
5 ）塩酸ジルチアゼムの投与
6 ）ダントロレンの投与
7 ）炭酸水素ナトリウムの投与

 1 ）手術を開始する（×）
　出現している所見がすべて悪性高熱症を示唆する場合は、手術を中止して後日再手術するのが最善であるとされている。

2 ）吸入麻酔薬の濃度を上げる（×）
　吸入麻酔薬は悪性高熱症の起因となるので中止して静脈麻酔薬による維持に変更する。

3 ）100％酸素による換気（○）
　呼吸回路内の吸入麻酔薬の濃度を下げるため、10 L/min 以上の流量で分時換気量を 2 倍以上にして過換気を行う。

4）室温送風による体表冷却（○）

体温を下げるために室温を下げて室温送風により体表を積極的に冷却する。中枢温が 38℃以下になったら全身冷却は中止する。

5）塩酸ジルチアゼムの投与（×）

頻脈に対してカルシウム拮抗薬は投与しない。カルシウム拮抗薬とダントロレンの併用で心停止を起こす可能性があるためである。

6）ダントロレンの投与（○）

ダントロレンを初回 1.0～2.0 mg/kg を 15 分程度で投与する。過換気に反応して ET_{CO_2} が低下して筋強直が改善し、心拍数が低下するまで、適宜繰り返し投与する。最大 7.0 mg/kg まで投与可能である。

7）炭酸水素ナトリウムの投与（○）

2～4mEq/kg を投与し、血液ガス所見に従って補正を行う。

日本麻酔科学会から"悪性高熱症患者の管理に関するガイドライン"が示されている。麻酔科医はいざというときのために、このガイドラインに精通しておき、すぐに治療を行えるようにしておかなければならない。初期治療は、①揮発性麻酔薬や脱分極性筋弛緩薬の中止、②人手を集める、③高流量純酸素による過換気、④ダントロレンの投与、⑤アシドーシス、高カリウムの補正、⑥輸液と利尿薬による尿量確保、⑦不整脈に対してリドカインの投与、などである（図1）[2]。

悪性高熱を疑ったらガイドラインに従って迅速に行動せよ！

症例経過 4

ダントロレン投与開始より約 30 分後に体温は 37.5℃に下降し、頻脈、アシドーシスともに改善が認められた。手術は中止とし挿管のまま ICU 入室した。呼吸状態、動脈血液ガスデータも改善し安定したので、発症から約 80 分後に抜管した。

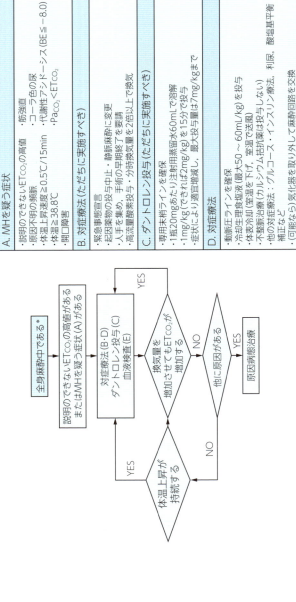

図1 悪性高熱症（MH）の治療手順

[日本麻酔科学会安全委員会 悪性高熱症WG. 悪性高熱症の管理に関するガイドライン2016. http://www.anesth.or.jp/guide/pdf/guideline_akuseikounetsu.pdf（2017年2月閲覧）より一部改変引用]

(注1) ＊「安全な麻酔のためのモニター指針」を遵守したうえで、体温と$ETco_2$の連続モニターがなされていること
(注2) 図中のA, B, C, D, Eは右の項目に対応
(注3) DIC：disseminated intravascular coagulation

設問

悪性高熱症について正しいことは何か。（○△×）をつけよ。

1）男女比は、ほぼ3：1で男性に多い
2）現在の日本における死亡率は約40％である
3）術後に発症する場合もある
4）悪性高熱症の再燃は約60％の患者にみられる
5）日本では筋生検により、カルシウムによる筋小胞体からのカルシウム誘発カルシウム放出（CICR）速度の測定による確定診断が可能である

1）男女比は、ほぼ3：1で男性に多い（○）

本疾患は遺伝性骨格筋疾患で全身麻酔症例10万に1～2人の頻度で発症し、男女比はおよそ3：1で男性に多い。

2）現在の日本における死亡率は約40％である（×）

死亡率は1960年代には70～80％であったが、2000年以降では15％程度である。

3）術後に発症する場合もある（○）

麻酔終了後に発症する術後悪性高熱症という病態がある。

4）悪性高熱症の再燃は約60％の患者にみられる（×）

再燃は50％ほどで、通常6.5時間以内であるとされている[3]。再燃にそなえて、術後は持続的な体温モニタリングが必要である。

5）日本では筋生検により、カルシウムによる筋小胞体からのCICR速度の測定による確定診断が可能である（○）

上腕二頭筋、上腕三頭筋、大腿四頭筋から筋束を採取して、カルシウム誘発カルシウム放出（calcium-induced calcium release：CICR）速度の亢進があれば確定診断となる[3]。

■■■本症例のポイント■■■

迅速な判断とダントロレンの使用によって悪性高熱症の死亡率は低下してきた。疑診の段階でもダントロレンの投与をいち早く行うことが重要である。また麻酔後の発症は30分から2時間以内に多い。よって麻酔後2時間は注意深く経過観察することが望ましい[4]。

治療の方法を含む"悪性高熱症患者の管理に関するガイドライン"が麻酔科学会から発表されているので、周術期管理チームはこれに精通しておくことを推奨する。

【文　献】

1) 向田圭子, 弓削孟文. 悪性高熱症の診断と治療. 綜合臨牀 2001；50：137-38.
2) 日本麻酔科学会安全委員会 悪性高熱症 WG. 悪性高熱症患者の管理に関するガイドライン 2016. http://www.anesth.or.jp/guide/pdf/guideline_akuseikounetsu.pdf（2017年2月閲覧）
3) 向田圭子, 河本昌志. 悪性高熱症―最近の話題について―. 日臨麻会誌 2012；32：682-90.
4) Gerald AG, Isaac NP, Shelia MM, et al. 悪性高熱. Miller RD 編. 武田純三監訳. ミラー麻酔科学（第6版）. 東京：メディカル・サイエンス・インターナショナル；2007. p.907-24.

（趙　崇至）

キーワード索引

和文

【あ】
悪性高熱症…197
【い】
意識障害…47
【う】
運動誘発電位…103
【か】
合併症…119
カフリークテスト…37
換気困難…169
【き】
気管食道瘻…177
気管切開…11
危機的出血…63
気道管理…191
気道熱傷…11
気道閉塞…191
急性呼吸促迫症候群…11
胸部ステントグラフト内挿術…103
局所脳酸素飽和度…103
禁煙…55
【け】
経カテーテル的大動脈弁植え込み術…119
頸椎保護…27
【こ】
高カリウム血症…37

硬膜外鎮痛…155
骨盤骨折…27
【さ】
産科危機的出血…143
産科播種性血管内凝固…137, 143
酸素化…55
【し】
縦隔腫瘍…191
重症熱傷…11
常位胎盤早期剥離…137
小児…191
食道閉鎖症…177
ショックインデックス…143
人工心肺…73
新生児麻酔…177
【す】
スパイナルドレナージ…103
【せ】
脊髄虚血…103
全身麻酔…137
【た】
大動脈弁狭窄症…73, 119
ダウン症候群…169
ダントリウム…197
【ち】
チームコミュニケーション…143

【つ】
頭蓋内圧亢進…47
【に】
妊娠高血圧症候群…155
妊娠高血圧腎症…155
【の】
脳出血…47
【は】
肺動脈出血…63
【ふ】
プロタミン…73
分離肺換気…55
【へ】
扁桃摘出術…169
【ほ】
補助循環…63
【む】
無痛分娩…155
【ゆ】
誘発電位…37

欧文

【A】
ABCDEアプローチ…27
ARDS…11
AS…73, 119
【C】
CSFD…103
【M】
MEP…103

MH…197

【O】

OPCAB中の血行動態変化…87

OPCABにおける全身動脈硬化性病変の進展…87

OPCABの適応…87

【Q】

qSOFA…1

【R】

rapid pacing…119

rSO_2…103

【S】

sepsis-induced myocardial dysfunction…1

SI…143

SIMD…1

SOFA…1

【T】

TEF…177

TEVAR…103

PBLDで学ぶ周術期管理：各科手術編　　　　　＜検印省略＞

2017年11月1日　第1版第1刷発行

定価（本体4,700円＋税）

　　　　編集者　森　本　康　裕
　　　　　　　　駒　澤　伸　泰
　　　　発行者　今　井　　　良
　　　　発行所　克誠堂出版株式会社
　　　　　　　〒113-0033　東京都文京区本郷 3-23-5-202
　　　　　　　電話（03）3811-0995　振替 00180-0-196804
　　　　　　　URL　http://www.kokuseido.co.jp

ISBN 978-4-7719-0488-0 C3047 ¥4700E　　印刷　三報社印刷株式会社
Printed in Japan ©Yasuhiro Morimoto, Nobuyasu Komasawa, 2017

・本書の複製権・翻訳権・上映権・譲渡権・公衆送信権（送信可能化権を含む）は克誠堂出版株式会社が保有します。
・本書を無断で複製する行為（複写，スキャン，デジタルデータ化など）は，「私的使用のための複製」など著作権法上の限られた例外を除き禁じられています。大学，病院，診療所，企業などにおいて，業務上使用する目的（診療，研究活動を含む）で上記の行為を行うことは，その使用範囲が内部的であっても，私的使用には該当せず，違法です。また私的使用に該当する場合であっても，代行業者等の第三者に依頼して上記の行為を行うことは違法となります。
・JCOPY ＜（社）出版者著作権管理機構　委託出版物＞
　本書の無断複写は著作権法上での例外を除き禁じられています。複写される場合は，そのつど事前に（社）出版者著作権管理機構（電話 03-3513-6969，Fax 03-3513-6979，e-mail：info@jcopy.or.jp）の許諾を得てください。